NATHALIE PERET

MW01679574

RELAXATIONS THÉRAPEUTIQUES POUR ENFANTS & ADOS

NATHALIE PERETTI

RELAXATIONS THÉRAPEUTIQUES POUR ENFANTS & ADOS

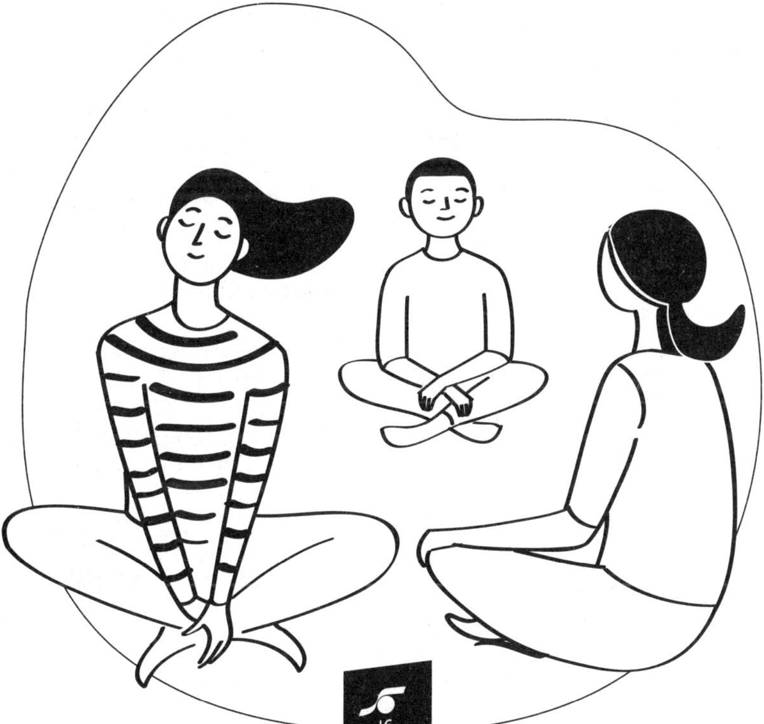

LE SOUFFLE D'OR poche

© Le Souffle d'Or, 2018
© Le Souffle d'Or, 2023 pour cette 2e édition revue
Tous droits de reproduction réservés pour tous pays

Illustration de couverture
Valérie Leblanc

**Conception et réalisation
de la couverture et mise en page**
Studio graphique La Louve des Bois

Impression et façonnage
Nouvelle Imprimerie Laballery (Clamecy – 58) – N° 302017

Dépôt légal | Mai 2023
ISBN 978-2-84058-609-8

éditions
LE SOUFFLE D'OR

5, allée du Torrent – 05000 Gap (France) | www.souffledor.fr

À Julia et Jean-Pierre.

*Merci de croire en moi, de me soutenir
et de me donner cette liberté pour écrire.*

*À Josette, ma mère,
merci d'être la femme que tu es.*

*À mes jeunes patients,
avec vous j'apprends tous les jours
et grâce à votre créativité je libère la mienne.*

SOMMAIRE

INTRO-DUCTiON

Quand les parents conduisent leur enfant chez un thérapeute, ils s'attendent à ce que le thérapeute sorte une baguette magique ou une formule extraordinaire qui permettra de trouver la solution du problème.

Or, un problème n'est pas forcément une pathologie, c'est plus souvent un moyen de mettre à jour un dysfonctionnement. Mais au lieu d'être considéré comme une opportunité de changement, le problème est vu comme une pathologie.

Tout le travail du thérapeute va être de **redonner confiance à l'enfant ou à l'adolescent,** de lui montrer que ce problème est la solution gagnante que son cerveau a trouvée, pour lui permettre de faire un nouvel apprentissage.

Au travers des séances, le jeune patient va trouver ses propres solutions. La relaxation thérapeutique est un espace de liberté où il va être son propre héros et trouver la clé qui va l'aider à dépasser sa problématique et trouver sa propre solution.

Le professionnel est là pour le guider, l'amener à trouver le chemin de cet espace de liberté où il devient acteur. Le thérapeute n'a pas de solution pour son patient, il est là pour lui permettre d'ouvrir des portes, des chemins que l'enfant ou l'adolescent pourra emprunter pour découvrir comment être acteur de sa vie.

C'est dans cet espace qu'il va expérimenter, nommer, sentir dans son corps ce que son symptôme veut lui dire. Il pourra ainsi **trouver le sens caché derrière cette difficulté.**

Cet espace va lui permettre de faire l'apprentissage de l'autonomie en écoutant son corps et son être. Ainsi il sera attentif à ce qui se passe en lui ; c'est une bonne alternative aux médicaments qui permettra à l'enfant ou à l'adolescent d'apprendre qu'il a tout en lui.

Parfois, le problème est identifié : boulimie, manque de concentration, jalousie... Mais souvent, il se cache derrière un mot-valise : le stress. Mais qu'est-ce qui est derrière ce mot-valise ? Est-ce que je suis stressé quand je n'arrive pas à gérer mes colères, quand je ne supporte plus mon petit frère, quand je m'ennuie à l'école ?

Tout le travail du thérapeute est d'amener l'enfant à nommer l'émotion qui se cache derrière ce mot-valise.

Que se passe-t-il dans son corps quand il est stressé ? Que ressent-il dans sa tête ? Et si la « partie-qui-sait-tout »[1] en lui remplace le mot stress par un autre, quel autre mot vient-il ?

Et là, l'enfant ou l'adolescent est en lien avec ses propres ressources. Son inconscient est au travail pour l'aider à trouver ses solutions.

J'utilise toujours la métaphore du plâtre et de la béquille, pour expliquer à un jeune patient (ou même à un adulte) l'utilité qu'a eue son problème :

« Si un jour tu te casses une jambe, tu sais ce qu'il faut faire pour la guérir ? Il faut immobiliser ta jambe, la plâtrer, puis tu marches avec une béquille pour ne pas t'appuyer sur ta jambe. Six semaines après, le docteur t'enlève le plâtre, et tu quittes la béquille, car tu n'en as plus besoin. Et tu peux recommencer à marcher, courir, sauter, escalader.

« Eh bien, tu vois, ton problème, c'est la même chose. À un moment de ta vie, la seule solution que ton cerveau ait trouvée, c'est d'avoir ce comportement, ce problème, comme le plâtre et la béquille pour ta jambe. C'était une sécurité pour toi. Mais toi, au bout des six semaines, tu as continué à avoir ce comportement, ce problème. Alors que tu aurais dû le quitter comme le plâtre et la béquille pour une jambe cassée. Aujourd'hui, il n'est plus utile pour toi, alors tu peux remercier ce comportement, ce problème et le laisser ici. »

L'enfant ou l'adolescent fait l'apprentissage, à travers cette métaphore, de l'intention positive de son comportement. Sans avoir à le lui expliquer, son inconscient, ou la partie-qui-sait-tout en lui fait le lien.

Le but de la relaxation thérapeutique est d'orienter l'enfant ou l'adolescent vers ses solutions. C'est le faire sortir du problème pour aller vers ses ressources.

Chaque séance vécue par le jeune patient lui permet d'accroître son autonomie dans ses apprentissages, l'autonomie de son bien-être, de ses émotions, de la gestion de son stress. Il prend conscience du pouvoir de son inconscient et il apprend à le mettre à son service, pour plus d'aisance corporelle, pour se guérir, pour se faire confiance, pour répondre à ses besoins.

1. *Emprunté à Lise Bartoli dans* L'art d'apaiser son enfant, *Éditions Payot.*

Dans les pages suivantes, vous trouverez des séances orientées « solution ».

Comme vous avez pu le lire précédemment, le thérapeute n'a pas de baguette magique qui va rendre l'enfant ou l'adolescent totalement immobile (pour l'hyperactif), sans sentiment (pour celui qui se laisse vite submerger ou qui manque de confiance), sans émotion (pour celui qui a peur ou qui laisse la colère l'envahir)... Au contraire, il va lui permettre d'apprendre à canaliser tout cela, à expérimenter, vivre dans l'espace de la relaxation tous ces états en toute sécurité.

Dans cet espace, l'enfant ou l'adolescent va vivre plusieurs états, pour choisir celui qui lui correspond vraiment.

L'enfant peut goûter de nombreux aliments pour savoir quelle saveur il aime. La relaxation thérapeutique va lui permettre de faire la même chose, avec ses émotions, ses sentiments... C'est apprendre à se connaître, pour trouver ce que l'on contient en soi.

Car souvent, l'enfant se calque sur les comportements de son entourage. Et au lieu d'être, il est dans le paraître, pour faire plaisir à maman, ressembler à papa...

Et quand il y a une trop grande différence entre ce qu'il est à l'intérieur et ce qu'il vit à l'extérieur, un symptôme peut apparaître.

C'est pour cela qu'il ne sert à rien de demander à l'enfant pourquoi il agit comme cela, car lui-même ne le sait pas. Cela explique l'incompréhension des parents, qui disent souvent : « mais il ou elle a tout pour être heureux(euse) ! Nous faisons tout pour lui ou pour elle ! »

Oui c'est vrai, mais l'enfant que veut-il, lui ? Faire plaisir à maman ? Ressembler à papa ? Ou se trouver, savoir qui il est ?

Travail de toute une vie, diront certains. Peut-être ? Mais aujourd'hui, nous avons la possibilité d'aider l'enfant ou l'adolescent à ne pas perdre autant de temps que nous-mêmes en avons mis à essayer de nous connaître.

Bien que la partie de vous qui sait tout, sache déjà mettre les enfants en état alpha, vous trouverez ci-après une mise en relaxation.

Je vous rappelle seulement que leur apprendre à détendre leur corps est le premier travail que l'aidant doit entreprendre avec ses jeunes patients. Ce corps qui souvent est pris en compte dans le sport, mais toujours en repoussant ses limites. Là, le but est d'apprendre à vivre son corps dans le respect, et le bien-être. Comment c'est dans ton corps quand tout va bien ?

C'est inverser ce que vit l'enfant ou l'adolescent au quotidien, qui sent son corps quand il y a une tension, quand le petit copain lui a donné un coup. C'est sentir son corps dans la détente.

Les séances que je vous propose sont des séances type, j'indique au début le but de la séance. Vous y retrouvez des protocoles de PNL, des protocoles d'hypnose éricksonienne, de la sophrologie, des contes, des exercices du Dr Vittoz.

J'indique en début de séance, à quel public elle s'adresse, par rapport au vocabulaire que j'ai employé. À vous de le changer, pour qu'une séance pour enfant s'adapte à un adolescent ou l'inverse. Il n'y a que quelques séances, notamment celles avec un conte, qui ne s'adressent qu'aux plus petits.

Questionnaire

Avant de commencer les séances, le travail orienté solution commence déjà dans le questionnaire du premier rendez-vous.

Questionnaire adapté de celui de Gérald Fklare, et les premières questions que je pose sont :

- est-ce qu'il y a des moments dans ta journée, où tu n'as pas ce problème, ce comportement ? ;
- et qu'est-ce que tu vis de différent à ce moment-là ? ;
- qu'est-ce que cela te permet de faire de différent ? ;
- et si ce problème disparaissait, que se passerait-il ?

L'enfant ou l'adolescent se met déjà en lien avec ses propres ressources. Le message qui est donné au cerveau à travers ces questions, c'est qu'il sait faire différemment, puisque parfois le problème n'est pas présent.

Cela va permettre au thérapeute d'inclure ces exceptions dans ses séances, pour proposer à l'enfant ou à l'adolescent de vivre les deux situations : avec problème et sans problème.

Lorsque le cerveau sait faire quelque chose, même si c'est une exception, il n'a qu'une envie, c'est de recommencer. Surtout si c'est associé à ce que le jeune patient considère comme une réussite.

J'ai marqué des temps de pause par ce symbole Ⓘ.

Ces temps de silence permettront à l'enfant ou à l'adolescent de visualiser et de sentir la partie du corps que vous venez d'énoncer. Marquez un silence après chacun de ces symboles.

LA DÉTENTE DU CORPS

Chapitre 1

Cette séance sera souvent sollicitée pour détendre le corps avant de débuter les autres séances de relaxation.

La séance commence

Tu t'installes confortablement sur ton siège, ou ton matelas. ⏸

Tu commences par simplement fermer les yeux. Et tu fais confiance à ton corps pour qu'il prenne la position la plus confortable pour lui. ⏸

Tu relâches toutes les tensions de ta tête. ⏸

Pareil pour tes épaules. ⏸ Ton dos. ⏸

Tes bras eux aussi se relâchent complètement. ⏸ Des épaules jusqu'au bout des doigts. ⏸

Tu relâches les tensions dans ta poitrine. ⏸ Ton ventre. ⏸

Les tensions de tes fesses se relâchent. ⏸ Celles de tes cuisses. ⏸ De tes jambes. ⏸ Tu relâches les tensions jusqu'au bout des orteils. ⏸

Tout ton corps, maintenant, est confortablement et profondément relâché, et cela en toute confiance, tu te sens tout calme, quand tu es comme cela. ⏸

Puis tranquillement, tu vas respirer avec ton ventre, sans forcer. ⏸

Tu vas commencer par gonfler ton ventre, comme si un ballon s'était caché à l'intérieur. Tout doucement, avec ton nez, tu fais entrer l'air, tout doucement, tu gonfles ton ventre-ballon. ⏸

Et tout aussi doucement, avec ton nez tu fais sortir l'air, et là tu dégonfles tout doucement ton ventre-ballon. ⏸

Tu gonfles lentement ton ventre. ⏸ Et tu dégonfles lentement ton ventre. ⏸ Tu respires doucement, lentement. ⏸

RETROUVER DE L'ÉNERGiE

Chapitre 2 | Enfant | Ado

Comme son nom l'indique, c'est une séance pour aider l'enfant ou l'adolescent à retrouver de l'énergie.

Les enfants, et surtout les adolescents, manquent de sommeil, de moments de pause et sont très stressés, ils ne prennent pas le temps de « recharger leur batterie », cette séance va les y aider.

Demandez à l'enfant ou à l'adolescent de prendre une position confortable pour lui, assis ou allongé au sol. Dans cette séance, la mise en relaxation est incluse.

La séance commence

Tu trouves la position la plus confortable pour toi, en cet instant. ⏸

Tu imagines un rayon lumineux qui passe sur ta tête, et ta tête devient calme. ⏸

Le rayon lumineux continue son chemin sur tout ton visage, et ton visage sourit de bien-être. ⏸

Puis la lumière fait le tour de ton cou. ⏸ Ta gorge. ⏸

Maintenant c'est au tour de tes épaules. ⏸ Tes deux bras. ⏸ Jusqu'au bout des doigts de devenir calmes grâce au rayon. ⏸

Le rayon lumineux étant magique, il éclaire aussi tout ton dos pour que tout ton dos soit détendu. ⏸

Ta poitrine, ⏸ ton ventre ⏸ sont tout lumineux et calmes. ⏸

Tes fesses, (II) tes cuisses (II), tes deux jambes jusqu'au bout des orteils deviennent calmes grâce au rayon de lumière. (II)

Rayon qui maintenant s'installe dans ton ventre, pour t'aider à respirer lentement, (II) calmement. (II) Et c'est comme si tu avais un soleil dans le ventre. (II) Avec ta respiration, tu le fais grandir quand tu gonfles ton ventre. (II) Puis doucement, le soleil devient tout petit quand tu dégonfles ton ventre. (II)

Grand soleil. (II) Petit soleil. (II) Tu inspires, gonfles le ventre. (II) Tu expires, dégonfles le ventre. (II) Grand soleil. (II) Petit soleil. (II) Tranquille. (II)

Puis doucement, tu vas d'abord t'asseoir sur tes fesses, en gardant les yeux fermés, et en continuant à respirer tranquillement.

Grand soleil. (II) Petit soleil. (II)

Lentement tu te mets à genoux. (II) Tes fesses sur tes talons, la tête en bas, comme si tu étais dans un œuf. (II)

Puis doucement, tu te mets debout. (II) Lentement, tu te relèves au ralenti, et tu sens toute la force qui est en toi. (II) Et qui te permet de te lever, te redresser. (II)

Et tu es debout, droit(e) sans effort grâce à ta force intérieure. (II) Tu prends le temps de bien sentir tes deux pieds posés sur le sol. (II) Sentir la force qui monte de tes deux pieds dans tes deux jambes. (II) Et qui va rejoindre la force de ton soleil intérieur. (II) Ce soleil qui est dans ton ventre. (II)

Et tu laisses ce soleil intérieur grandir, (II) devenir plus fort, (II) plus puissant, (II) plus lumineux (II) grâce à ta respiration. (II)

Ton soleil intérieur est dans tout ton corps, et tu le sens grandir, devenir encore plus fort, (II) plus puissant, (II) plus lumineux (II) chaque fois que tu respires. (II)

Maintenant que ton soleil est bien installé dans tout ton corps, tu vas faire des petits ronds avec ta tête. Tout doucement. (II)

Puis quelques ronds avec tes épaules, (II) tes coudes, (II) tes poignets. (II)

Doucement, tu as tout ton temps. (II)

À présent, tu fais des cercles avec ton bassin, tu sais, comme si tu jouais au cerceau avec ton ventre. Doucement, (II) lentement. (II)

Puis quelques ronds avec tes genoux toujours tranquillement. (II)

Et tu termines avec tes chevilles. (II)

Maintenant que ton soleil est partout à l'intérieur de toi. (II) Tu peux laisser ses rayons traverser ta peau, pour que ce soleil intérieur puisse se voir à l'extérieur. (II)

Comme ça, chaque fois que ton soleil intérieur rencontre le soleil dans le ciel, tu retrouveras ton énergie. ⏸ Tout ton positif. ⏸ Sans effort à faire, juste en sentant le soleil sur toi, ou en voyant sa belle lumière sur ta maison, ton école, un paysage. ⏸

Tu as bien réveillé ton corps, tout en lui donnant plein d'énergie, tu prends une respiration plus tonique, plus dynamique. ⏸ Tout en gardant l'image du soleil dans ton ventre. ⏸

Et quand c'est bon pour toi, tu ouvres les yeux, prêt(e) pour continuer tes activités avec plus d'énergie, et plus de dynamisme. ⏸

TU AS DÉJÀ TOUT EN TOi

Chapitre 3 | Enfant

Cette séance va donner de la confiance, et apprendre à l'enfant à trouver son propre chemin.

Demandez à l'enfant de prendre une position confortable pour lui, assis ou allongé au sol.

Enchaînez avec la détente du corps (voir en page 13).

La séance commence

Et maintenant que ta respiration est calme, détendue, tranquille, je vais te raconter une histoire. (II)

C'est l'histoire de Marc.

Marc voulait devenir peintre comme son père et comme son grand-père. Depuis qu'il savait tenir debout sur ses jambes, il passait toutes ses journées à regarder peindre son père ou son grand-père. (II)

Aussi, il prit l'habitude de faire tout comme eux. (II) De mettre un tablier tout taché de peinture comme eux. (II) De se lever tôt le matin comme eux, car ils disaient que la lumière du matin était beaucoup plus belle. (II)

Il demanda même au Père Noël un petit chevalet à sa taille du même bois que celui de son père et son grand-père. (II) Il prit les mêmes toiles qu'eux. (II) Et pour son anniversaire, il se fit offrir les mêmes tubes de peinture que son père et son grand-père. Les mêmes pinceaux. (II)

Et à chaque exposition des tableaux de son père, Marc imaginait que c'était lui qui avait peint tous ces tableaux.

⏸

Et quand c'était au tour de son grand-père de montrer ses tableaux, Marc imaginait que c'était ses peintures à lui.

⏸

Mais Marc n'avait encore jamais peint de tableau. ⏸ Chaque fois que Marc se mettait devant sa toile, un grand vide venait dans sa main. ⏸ Et il n'arrivait pas à peindre. ⏸ D'abord, il ne savait jamais quel pinceau prendre. ⏸ Puis c'était les couleurs, par quelle couleur devait-il commencer ? ⏸

Et quand enfin, il avait trouvé le bon pinceau, la bonne couleur, il levait la main. ⏸ Mais sa main ne voulait rien faire. ⏸

Il avait beau la lever comme son père et son grand-père, elle restait soit en l'air sans toucher la toile, soit elle retombait toute seule. ⏸

⏸

Un jour, il eut l'idée de se lever encore plus tôt que son père, et de se mettre devant le chevalet de son père, de prendre les couleurs et les pinceaux de son père. ⏸

Car c'est sûr, cela venait de là. Le secret était dans le matériel de son père. ⏸ Puisque son père y arrivait avec ces pinceaux-là, ces toiles-là, ces couleurs-là, il y arriverait lui aussi. ⏸

Mais sa main refusa de toucher la toile. ⏸ Et le grand vide arriva. ⏸ Il eut beau insister, forcer, taper des pieds, crier, sa main était prise par le grand vide.

⏸

Alors il demanda à aller dormir chez son grand-père, et là aussi il se leva le premier, se mit devant le chevalet de son grand-père, prit les couleurs et les pinceaux de son grand-père. ⏸

Mais encore une fois, sa main refusa de toucher la toile. Et de nouveau un grand vide arriva.

⏸

Son grand-père le trouva debout devant son chevalet, avec son pinceau dans la main, ses tubes de couleur étalés autour de lui, la toile vierge, et avec de grosses larmes qui roulaient sur ses joues. ⏸

Alors le grand-père de Marc comprit et s'agenouilla à côté de lui et lui dit :

– Marc, depuis que tu sais tenir debout, tu nous regardes peindre ton père et moi. Tu as passé des heures à peindre comme nous dans ta tête. ⏸ Et aujourd'hui tous nos tableaux sont en toi. ⏸ Mais tu vois, Marc, ce ne sont que nos tableaux. Ce que tu dois peindre se sont les tiens pas les nôtres. ⏸

– Mais, grand-père, je ne sais pas peindre. Tu vois bien que ma main est pleine de vide ! Peut-être que je devrais prendre des cours ?

– Non, Marc, tu n'as pas besoin d'autres cours, tu as déjà tout en toi. ⏸ Ta main est vide de nos tableaux, mais elle attend que tu te décides à peindre les tiens.

⏸

Alors le grand-père de Marc appela le père de Marc et à eux deux ils emballèrent le chevalet de Marc, les toiles de Marc, les pinceaux et les couleurs de Marc, et ils lui disent :

– Va peindre ailleurs, va poser ton regard ailleurs.

⏸ Alors, Marc partit. Il arriva dans un pays inconnu. ⏸ Et ce qu'il fit en premier, ce fut de sortir son matériel sur la place du village. ⏸

Et là, sa main se mit à bouger presque toute seule. ⏸ Et l'arbre de la place fut sur la toile. ⏸ La maison aux volets ouverts aussi. ⏸ Et c'est vrai que Marc avait tout en lui, tout dans sa main. ⏸ Même les enfants qui jouaient sur la place furent sur la toile.

⏸

D'ailleurs les enfants étaient maintenant sur la toile et autour de Marc. ⏸ Ils étaient émerveillés de se reconnaître. ⏸ Alors pour Marc commença une vie faite de peinture, de couleurs et de rencontres.

⏸

Et quand il retournait voir son père et son grand-père, il pouvait leur montrer ses tableaux à lui, avec ses couleurs à lui, des couleurs que son père et son grand-père ne connaissaient pas. ⏸ Et tout ce que Marc apprit pendant ses voyages, il put le partager à son tour avec son père et son grand-père. ⏸ Et peut-être Marc le partagerait-il, un jour, avec son fils.

⏸

Toi aussi, tu es comme une toile blanche de Marc. ⏸ C'est à toi de mettre tes couleurs. ⏸ Tes images. ⏸ Pour que ta vie devienne un tableau. ⏸ Ton tableau. ⏸ Comme Marc, tu as tout en toi. ⏸ Il te suffit de laisser sortir ce que tu sens à l'intérieur de toi. ⏸ Et tu sais, des fois, ⏸ il faut faire plusieurs essais avant que le tableau te plaise.

⏸

Tu reprends une respiration plus tonique, plus dynamique. Tu bouges légèrement ta tête. (II) Tes pieds. (II) Tu t'étires, et quand tu le veux, tu ouvres les yeux, avec une nouvelle confiance en toi. (II)

LA PIÈCE RESSOURCE

Chapitre 4 | Enfant | Ado

Cette séance peut être utilisée quand un enfant ou un adolescent veut changer un comportement, se libérer du négatif, se ressourcer, trouver un espace de détente.

Demandez à l'enfant ou à l'adolescent de prendre une position confortable pour lui, assis ou allongé au sol.

Enchaînez avec la détente du corps (voir en page 13).

La séance commence

Tu allumes dans ta tête ta télé intérieure, ton écran mental, tu vas te retrouver devant des marches. (II) Cinq marches que tu vas descendre doucement. (II)

Prêt(e) ? Tu mets ton pied sur la première marche, tout en continuant à respirer tranquillement. (II)

Deuxième marche, lentement. (II)

Troisième marche, ta respiration est calme. (II)

Quatrième marche, doucement. (II)

Cinquième. (II)

Tu es devant une porte. (II) Attends avant d'ouvrir. (II)

Quand tu ouvriras cette porte, tu seras dans une pièce vide, c'est normal. (II)

Prêt(e) ? Tu ouvres la porte et tu entres dans la pièce. (II) Tu refermes la porte. (II) Et maintenant tu es dans ta pièce ressource. (II)

Et tu vas décorer cette pièce comme tu en as envie. ⏸

Avec tout ce qui te plaît. ⏸

Tu commences par mettre autant de fenêtres que tu veux. ⏸

Puis tu peins les murs avec la ou les couleurs qui te plaisent. ⏸

Et si tu as envie d'y accrocher des tableaux, ⏸ des images, ⏸ des photos. ⏸ Vas-y, tu es le maître dans ta pièce.

⏸

Et le sol ? Sur quoi veux-tu marcher dans ta pièce ? Du sable, ⏸ de l'herbe, ⏸ de la moquette, ⏸ du bois ⏸ ou tout autre chose. ⏸

Et le plafond ? Ouvert sur le ciel ⏸ fermé par des vitres, ⏸ des tuiles, ⏸ du bois ⏸ ou tout autre chose.

⏸

Maintenant, tu t'occupes des meubles. Que veux-tu y mettre ? Un lit, ⏸ un canapé, ⏸ un fauteuil, ⏸ une armoire, ⏸ des rangements, ⏸ un hamac. ⏸

Je te laisse installer ce qui est le mieux pour toi dans ta pièce.

⏸

Et que veux-tu voir par les fenêtres de ta pièce ? ⏸ Quel paysage as-tu envie de contempler en regardant dehors ? ⏸

Je te laisse découvrir le paysage que tu souhaites regarder de ta pièce ressource.

⏸

Voilà, maintenant tout est bien installé comme tu aimes. ⏸ Le décor. ⏸ Les couleurs. ⏸ Les objets. ⏸ Le paysage. ⏸

Et là, tu vas t'installer dans un endroit confortable pour toi. ⏸

Juste posé à côté de toi, un ordinateur. ⏸

Un ordinateur sur lequel tu vas écrire tout ce qui te dérange en ce moment. ⏸ Ce qui est un peu difficile pour toi. ⏸ Et tu vas soit le voir écrit sur l'écran avec des mots, soit avec des images comme une bande dessinée. ⏸ C'est comme tu veux. ⏸

Puis une fois que c'est noté comme tu le souhaites, tu vas appuyer sur la touche « envoi ». ⏸

Et là, ton message est envoyé, pour être traité par une partie de toi, qui va commencer à chercher et peut-être trouver une solution à ce problème, ⏸ cette difficulté.

⏸

Tu peux éteindre l'ordinateur. ⏸ Te lever, faire le tour de ta pièce ressource, et lentement aller vers la porte pour sortir. ⏸

Tu regardes une nouvelle fois ta pièce ressource, et tu sais que chaque fois que tu auras besoin de trouver une solution à un problème, tu reviendras dans ta pièce, tu retrouveras ton ordinateur, et tu pourras écrire ce qui t'ennuie, tu appuieras sur la touche « envoi », et tu sauras qu'une partie de toi se mettra en recherche d'une solution. ⏸

Tu peux aussi tout simplement revenir dans ta pièce ressource juste pour te reposer, ⏸ ou reprendre de l'énergie. ⏸

Puis tranquillement, tu ouvres la porte, la refermes, et tu commences à remonter les marches.

Tu poses ton pied sur la première marche. Ta respiration est toujours calme et détendue. ⏸

Deuxième marche. ⏸

Troisième marche, tranquillement. ⏸

Quatrième marche. ⏸

Et cinquième. ⏸ Ta télé intérieure s'éteint. ⏸

Tu bouges un peu tes pieds, tes bras, ta tête. ⏸

Et quand tu es prêt(e), tu ouvres les yeux. ⏸

LA GOMME MAGiQUE

Chapitre 5 | Enfant | Ado

Cette séance est présente dans mon précédent ouvrage Relaxations créatives pour les enfants[1]. *Lors de sa création, elle s'adressait au corps, je l'ai fait évoluer, pour qu'elle s'adresse au mental.*

La gomme magique va permettre à l'adolescent d'effacer un comportement, des ruminations.

Demandez à l'adolescent de prendre une position confortable pour lui, assis ou allongé au sol.

Enchaînez avec la détente du corps (voir en page 13).

La séance commence

Maintenant, tu vas demander à ton inconscient de passer une gomme magique sur la zone de ton cerveau qui a enregistré ces images, ⏸ ces idées, ⏸ ce comportement. ⏸

Tu laisses à ton inconscient tout le temps dont il a besoin pour effacer complètement, définitivement ces images, ⏸ ces idées, ⏸ ce comportement.

⏸ Cette partie en toi qui ne veut que ton bien-être. ⏸ Qui veut que tu retrouves ta joie, ⏸ ta liberté de penser, ⏸ le calme dans ta tête. ⏸ Efface tout ce qu'elle doit effacer. ⏸ Tout ce qui n'est plus utile pour toi de garder, ⏸ d'imaginer en négatif, ⏸ de ruminer.

1 *Éditions Le Souffle d'Or, 2007*

⏸ La gomme magique fait son travail et supprime tout ce qu'elle doit supprimer.

⏸ Et tu apprécies cet espace qui vient d'être libéré. ⏸ Ce vide agréable. ⏸ Qui va te permettre de faire des choses différentes, ⏸ positives pour toi ⏸ et qui va te redonner de l'énergie. ⏸

Te tourner vers un futur agréable et plein de nouveautés à découvrir, l'esprit libéré de ce qui l'encombrait jusqu'à maintenant.

⏸ Cette gomme, tu pourras la passer chaque fois que tu auras des idées parasites qui tourneront en boucle dans ta tête. ⏸

Quand tu voudras rectifier un comportement. ⏸

Que tu te laisseras envahir par une parole négative, ⏸ une critique non constructive. ⏸

Tranquillement tu bouges ta tête, ⏸ tes mains, ⏸ tes pieds. ⏸ Et quand tu es prêt(e), tu ouvres les yeux. ⏸

TENiR OU LÂCHER ?

Chapitre 6 | Enfant | Ado

Cette séance est inspirée de la méthode Jacobson, basée sur la tension/détente.

Le but est de faire contracter tous les muscles du corps à l'enfant ou l'adolescent, et de les détendre. À tenir la contraction et à la lâcher, et de continuer le travail par le symbolique : qu'est-ce qu'il peut tenir et qu'est-ce qu'il peut lâcher ?

Demandez à l'enfant ou à l'adolescent de prendre une posture assise ou debout.

Enchaînez avec la détente du corps (voir en page 13).

La séance commence

Tu vas contracter tous les muscles de ton visage, en faisant une belle grimace. ⏸ Tu contractes tout ton visage et tu tiens la contraction. ⏸ Puis tu lâches tous les muscles de ton visage. ⏸ Et tu sens comment c'est dans ton visage quand tu as tout relâché. ⏸

⏸

Tu contractes les muscles de tes épaules. ⏸ De tes bras. ⏸ De tes mains. ⏸ Tes doigts comme des griffes de sorcière. ⏸ Tu tiens la contraction. ⏸ Puis tu lâches tous les muscles de tes épaules. ⏸ Tes bras. ⏸ Tes mains. ⏸ Tes doigts. ⏸ Et tu sens comment c'est dans tous ces muscles quand tu as tout relâché. ⏸

⏸ Tu contractes doucement sans te faire mal, tous les muscles de ton dos. ⏸ Tu tiens la contraction. ⏸ Puis tu lâches tous les muscles de ton dos. ⏸ Et tu sens comment c'est dans ton dos quand tu as tout relâché. ⏸

⏸

Tu fais pareil avec les muscles de ta poitrine. ⏸ De ton ventre. ⏸ Tu tiens la contraction. ⏸ Puis tu lâches la contraction. ⏸ Tes muscles se détendent. ⏸ Et tu sens comment c'est dans ta poitrine et ton ventre quand tu as tout relâché. ⏸

⏸

Tu contractes les muscles de tes cuisses. ⏸ Tes jambes. ⏸ Tes mollets. ⏸ Tes pieds. ⏸ Même tes orteils se contractent dans tes chaussures. ⏸ Tu tiens la tension dans tes jambes. ⏸ Puis tu relâches tous les muscles de tes jambes. ⏸ Des cuisses jusqu'aux orteils. ⏸ Et tu sens comment c'est dans tes jambes quand tu as tout relâché. ⏸

⏸

Maintenant, tu vas contracter tout ton corps. ⏸ Ton visage. ⏸ Tes bras. ⏸ Ton dos. ⏸ Ta poitrine, ton ventre. ⏸ Tes jambes. ⏸ Tu tiens la tension. ⏸ Tu tiens. ⏸ Tu tiens. ⏸ Puis tu relâches tout. ⏸ Et tu sens comment c'est dans ton corps quand tu as tout relâché. ⏸

⏸

Comme tu viens de le faire avec ton corps, ⏸ maintenant tu vas le faire avec tes relations. ⏸ Quelles sont les relations auxquelles tu tiens et celles que tu peux lâcher en toute sécurité ? ⏸

Quelles sont les relations toxiques que tu peux larguer sans aucune culpabilité ? ⏸ Quelles sont les relations que tu dois continuer à tenir parce que c'est bon pour toi. ⏸ Et qui sont essentielles pour toi ? ⏸

⏸

Quels sont les comportements que tu peux lâcher car ils ne sont plus d'actualité ? ⏸ Et quels sont les comportements qu'il est important pour toi de tenir ? ⏸

⏸

Quelles sont les idées, ⏸ les croyances que tu peux lâcher car elles t'empêchent de progresser, ⏸ d'avancer ? ⏸ Quelles sont les idées, ⏸ les croyances qui te sont utiles et que tu dois garder ? ⏸

⏸

Je te laisse le temps de regarder ce qui est bon pour toi de lâcher ou de tenir, de garder ou d'abandonner. ⏸

Je te laisse 3 minutes de temps de montre pour que tu puisses faire le tri dans ce que tu lâches et ce que tu gardes.

⏸

Laissez passer 3 minutes avant de reprendre la parole.

⏸

Tu pourras refaire cet exercice chaque fois que tu en ressentiras le besoin. ⏸ Chaque fois que tu ressentiras le besoin de lâcher certaines choses, ⏸ ou de les garder en toute conscience. ⏸

⏸

Tu reprends une respiration plus tonique. ⏸ Plus dynamique. ⏸ Et quand c'est bon pour toi, ⏸ tu ouvres les yeux. ⏸

LA MONTGOLFIÈRE

Chapitre 7 | Enfant | Ado

Cette séance peut être utilisée, quand un enfant ou un adolescent veut se libérer du négatif, d'un comportement qui n'est plus adapté, ou quand il ne se sent pas à sa place.

Demandez à l'enfant ou à l'adolescent de prendre une position confortable pour lui, assis ou allongé au sol.

Enchaînez avec la détente du corps (voir en page 13).

La séance commence

Tu allumes ta télévision intérieure ou ton écran mental. Tu t'imagines devant chez toi, dans ton jardin, ou sur le parking de ton immeuble.

Là, tu vas imaginer une montgolfière. Ta montgolfière. ⏸ Le ballon est déjà gonflé à l'air chaud. Et je te laisse peindre la toile de ton ballon de tes couleurs préférées. ⏸

⏸

La nacelle est chargée de sacs de sable. Tu sais que pour faire monter une montgolfière, il faut la rendre légère en jetant des sacs de sable par-dessus bord.

Mais ce n'est pas n'importe quels sacs de sable que tu as dans ta nacelle. ⏸ Tous les sacs sont en fait remplis de tout ce qui est lourd, difficile, contraignant, encombrant, contrariant pour toi en ce moment. ⏸

Prêt(e) ? Tu montes dans la nacelle, tu détaches la corde qui maintient ta montgolfière au sol. ⏸ Qui va s'élever un peu du sol. ⏸ Tu te sens en sécurité, maître à bord. ⏸

Et tu vas jeter un premier sac, en faisant attention à ce que tu jettes. ⏸ De quoi tu te libères en jetant ce sac. ⏸ Et hop par-dessus bord. ⏸

Ta montgolfière s'élève un peu plus. ⏸

Tu choisis un nouveau sac, en regardant ce qu'il y a écrit dessus. Et avec la certitude que quand ce sac passera par-dessus bord, tu te libéreras de cette difficulté, ⏸ de ce poids, ⏸ ou de ce comportement que tu ne veux plus. ⏸ C'est vraiment à toi de décider de ce qui est important pour toi de jeter par-dessus bord. ⏸

Et ta montgolfière s'élève un peu plus. ⏸

De nouveau tu vas prendre un sac. ⏸ Comme pour les sacs précédents, tu regardes ce qu'il y a écrit dessus, ce que tu jettes par-dessus bord, en ayant vraiment, ⏸ vraiment ⏸ la certitude que tu te libères de cette difficulté.

C'est avec plus de légèreté que la montgolfière s'élève encore plus. ⏸

Tranquillement tu vas décharger, ⏸ te décharger de tous ces sacs qui représentent une difficulté, ⏸ une contrariété ⏸ ou un comportement qui n'est plus du tout adapté à toi. ⏸ Toutes ces choses qui t'encombrent, et bien là, tu prends le temps de les jeter par-dessus bord. ⏸

En prenant le temps de regarder ce que tu jettes par-dessus bord. ⏸ En prenant le temps de te décharger de ce qui n'est plus utile pour toi. ⏸

À chaque sac jeté, la montgolfière s'élève un peu plus. ⏸ Prend de plus en plus de hauteur pour jouer avec le vent, libérée de tout ce poids inutile. ⏸

Maintenant, tu jettes tous les sacs qui restent, ⏸ et tu laisses ta montgolfière prendre toujours plus de hauteur. ⏸

⏸

Tu t'élèves de plus en plus haut, ta maison ou ton immeuble n'étant plus qu'un tout petit point au-dessous de toi. ⏸

Tu diriges ta montgolfière vers un pays que tu as envie de découvrir. ⏸

Tu survoles ce lieu, et tu joues avec les manettes de gaz, pour soit te rapprocher du sol, soit t'en éloigner avec la même liberté et la même légèreté qu'un oiseau. ⏸ En faisant attention aux couleurs, ⏸ aux odeurs, ⏸ aux sons, ⏸ aux formes de ce paysage. ⏸ Tout ce qui est particulier dans ce lieu, ce paysage, ce qui en fait un lieu unique. ⏸

⏸

Puis tu laisses de nouveau ta montgolfière traverser l'espace pour revenir au-dessus de ta maison, de ton immeuble. ⏸ Parce que c'est ta maison, ton immeuble. ⏸ C'est là où tu vis. ⏸ C'est là où est ta place. ⏸

Comme ton paysage est unique, toi tu es aussi unique, et c'est dans ce lieu unique où tu vis que tu es à ta juste place. ⏸

Ta montgolfière descend, tu récupères la corde pour ancrer ta montgolfière là où tu habites dans ton jardin, ou sur le parking. C'est libre, et plus léger(e) que tu descends de la nacelle. ⏸

Tu laisses ta montgolfière dans ton jardin, ou sur le parking, comme ça, quand tu en ressentiras le besoin, tu pourras de nouveau monter dedans et de nouveau jeter, par-dessus bord, des sacs remplis de ce qui est difficile, lourd pour toi et t'en libérer. ⏸

Puis tu éteins ta télé intérieure, ton écran mental. Tu reprends une respiration plus tonique, plus dynamique.

Tu bouges ta tête, tes mains, tes pieds. ⏸ et quand c'est bon pour toi, tu ouvres les yeux. ⏸

LA POUBELLE

Chapitre 8 | Enfant | Ado

Cette séance permet aux enfants et aux adolescents de vider leur poubelle interne. Tous les mots, les phrases, les comportements qu'ils ont enregistrés et qu'ils portent d'une certaine manière.

Je commence cette séance en demandant à l'enfant ou l'adolescent, s'il sait quand les poubelles sont vidées à la maison. Et s'il est possible de vider notre poubelle interne, et qu'est-ce que cela évoque pour lui ? Une fois que nous avons partagé sur ce thème, nous démarrons la séance.

Demandez à l'enfant ou l'adolescent de prendre une position confortable pour lui, assis ou allongé au sol.

Enchaînez avec la détente du corps (voir en page 13).

La séance commence

Tu vas imaginer devant toi une poubelle. ⏸ Ta poubelle. ⏸ Tu peux la décorer, ⏸ la peindre ⏸ ou la laisser comme elle t'est apparue. ⏸

Dans cette poubelle, tu vas mettre tout ce qui est lourd, difficile ou encombrant pour toi. ⏸

Tu peux représenter ce dont tu veux te débarrasser par un mot. ⏸ Une phrase. ⏸ Une image. ⏸ Un dessin. ⏸ Un symbole. ⏸ Une photo. ⏸

Tu jettes dans ta poubelle tout ce qu'il n'est plus utile pour toi de garder, ⏸ de porter. ⏸

⏸

De manière consciente, tu mets à la poubelle tout ce qui est devenu inutile, ⏸ lourd, ⏸ difficile ⏸ pour toi.

Si tu mets une personne à la poubelle, ⏸ ce n'est pas la personne que tu jettes ⏸ mais la relation difficile avec elle. ⏸

Tu prends le temps de te débarrasser de tout ce qui est lourd, ⏸ difficile, ⏸ encombrant ⏸ pour toi en ce moment. ⏸

Tout ce qui n'est plus d'actualité ⏸ et que tu n'as plus de raison de garder en toi, ⏸ de porter. ⏸

⏸

Une fois que tu as rempli ta poubelle, ⏸ tu vas aller la vider dans un conteneur. ⏸ Peut-être celui où tu jettes la poubelle de ta maison, ⏸ ou un autre. ⏸

Tu vides ta poubelle dans le conteneur en étant attentif(tive) à ce qu'il ne reste rien dans ta poubelle. ⏸

⏸

Et maintenant tout ce que tu as mis dans le conteneur, sera traité comme tout autre déchet. ⏸ En temps voulu. ⏸

⏸

Tu pourras refaire cet exercice chaque fois que tu en ressentiras le besoin. ⏸ Il te suffira de fermer les yeux. ⏸ Penser à ta respiration. ⏸ Imaginer ta poubelle. ⏸ La remplir de tout ce qui sera lourd, ⏸ difficile, ⏸ encombrant pour toi à ce moment-là. ⏸

Et c'est tout léger, ⏸ que tranquillement tu reprends une respiration plus tonique, ⏸ plus dynamique. ⏸ Que tu remobilises ton corps à ton rythme. ⏸ Et quand c'est bon pour toi, tu ouvres les yeux. ⏸

LA BULLE DE PROTECTiON

Chapitre 9 | Enfant | Ado

Cette séance peut être utilisée quand un enfant ou un adolescent a vécu une agression, ou qu'il subit le stress de son entourage, ou est victime de violences verbales. Dans cette séance, la répétition est importante, c'est ce qui va induire la sécurité chez le jeune patient.

Demandez à l'enfant ou à l'adolescent de prendre une position confortable pour lui, assis ou allongé au sol.

Enchaînez avec la détente du corps (voir en page 13).

La séance commence

Tu imagines autour de toi une bulle. Pas une bulle qui enferme, une bulle qui te protège. ⏸

Tout d'abord, tu prends le temps de donner à ta bulle de protection la dimension idéale pour toi. ⏸ La dimension dans laquelle tu seras en sécurité, et confortablement installé(e). ⏸

Si tu en as besoin, tu peux y mettre une fenêtre. C'est toi qui décides de ce dont tu as besoin pour ta bulle de protection. ⏸

Je répète ce n'est pas une bulle qui enferme, c'est une bulle qui protège. ⏸ Et cette bulle va te protéger de tout stress extérieur. ⏸ De tout comportement violent ou pas adapté pour toi. ⏸ De tout bruit ou son désagréable pour tes oreilles. ⏸

De quelle couleur veux-tu que soit ta bulle de protection. ⏸ Je te laisse mettre la couleur que tu souhaites pour ta bulle de protection. ⏸

Voilà, maintenant, ta bulle de protection est parfaite pour te sentir en sécurité, à l'abri de tout stress venant des autres. ⏸

Et dans ta bulle de protection, tu fais tout ce que tu as l'habitude de faire. ⏸ Marcher, courir, sauter, faire du sport, manger, aller à l'école, communiquer, rire, aller au cinéma, dormir. Vraiment tout ce que tu as l'habitude de faire, à la différence que là, tu es complètement protégé(e). ⏸

Tu vas tester ta bulle de protection en imaginant une situation qui d'habitude pour toi est source de stress. ⏸

Et là, tu peux voir cette situation complètement protégé(e) par ta bulle. Et tu peux voir le stress des autres. ⏸ Les comportements pas adaptés. ⏸ Les bruits. ⏸ Glisser le long de ta bulle de protection comme une goutte de pluie glisse le long d'une vitre. ⏸

Je répète ce n'est pas une bulle qui enferme, c'est une bulle qui te protège. ⏸

Puis tu visualises une autre situation qui t'aurait un peu angoissé(e), et tu découvres ce que cela fait de vivre cette situation dans ta bulle de protection. ⏸ Et tu vois ce qui t'aurait angoissé(e) glisser le long de ta bulle de protection comme une goutte de pluie glisse le long d'une vitre. ⏸

Ta bulle de protection, tu peux l'agrandir si tu veux. Pour lui donner la dimension de ta maison, ton école, ton lit ou toute autre chose importante pour toi. ⏸ Et si tu en as envie, tu peux y faire entrer quelqu'un, c'est toi qui décides.[1]

Une autre situation vient à ton esprit. ⏸ Une situation qui d'ordinaire t'aurait stressé(e), angoissé(e), t'aurait fait peur peut-être. ⏸ Et tu vis cette situation complètement protégé(e) dans ta bulle de protection. ⏸ Et tu vois cette situation désagréable glisser le long de ta bulle de protection comme une goutte de pluie glisse le long d'une vitre. ⏸

Je te laisse tester d'autres situations importantes pour toi. ⏸

Laissez du temps pour que l'enfant puisse imaginer d'autres situations.

Voilà maintenant, cette bulle de protection, elle est à toi. ⏸ Tu pourras l'imaginer toujours autour de toi, ou de temps en temps, quand tu en auras besoin. ⏸ Et tu seras complètement protégé(e) de tout stress extérieur. ⏸

Tu reprends une respiration plus dynamique. Tu remobilises ton corps, en bougeant ta tête, tes mains, tes pieds. En ayant peut-être envie de t'étirer, de

1 important pour un adolescent qui a un(e) petit(e) copain(ine), cela leur permet de bien entrer dans la bulle puisqu'il peut y accepter son(sa) petit(e) copain(ine).

bâiller. Et quand tu te sens prêt(e), tu ouvres les yeux en gardant ta bulle de protection autour de toi.

Une protection intérieure

Un adolescent m'a arrêté dès que j'ai dit : « Et cette bulle va te protéger de tout stress extérieur » en me disant que l'ennemi n'était pas à l'extérieur, mais à l'intérieur de lui. Que son ennemi était son mental. J'ai donc inclus une bulle de protection interne qui enfermait son mental quand il n'était pas à son service. Quand son mental devenait un ennemi pour lui, il le visualisait entouré d'une bulle de protection d'où rien ne pouvait sortir, s'échapper.

J'ai eu aussi à travailler la bulle de protection avec une jeune femme qui suivait un programme de FIV et qui visualisait son utérus peu accueillant. Je lui ai demandé de mettre son utérus dans une bulle de protection, et que cette bulle protégeait son utérus de toutes pensées ou images négatives. Les images ou pensées négatives venant d'elle-même, glissaient le long de cette bulle de protection comme une goutte d'eau glisse le long d'une vitre.

L'ARBRE

Chapitre 10 | Ado

Cette séance peut être utilisée pour travailler la confiance quand des parents rabaissent leur enfant, ou quand les enfants sont en échec par l'interdiction de dépasser leurs parents.

Demandez à l'adolescent de prendre une position confortable pour lui, assis ou debout, mais pas allongé. Dans cette séance, la mise en relaxation est incluse.

La séance commence

Tout d'abord, tu vas masser tes pieds, les tapoter. Tes pieds qui vont devenir des racines. ⏸ Quand tu sens que tu as bien activé le dessous de tes pieds, tu les poses bien à plat sur le sol. ⏸ Tu ressens que tes pieds sont bien en contact avec le sol, des orteils jusqu'aux talons. ⏸

Tu sens l'énergie de la terre qui remonte par tes pieds. ⏸ Le dessous. ⏸ Le dessus. ⏸

Cette énergie remonte le long de tes chevilles. ⏸ Tes mollets. ⏸ Tes genoux. ⏸ Tes cuisses. ⏸ Tes fesses. ⏸

L'énergie de la terre remonte jusque dans ton bas-ventre. ⏸ Ton ventre. ⏸ Ta poitrine. ⏸

Puis lentement remonte le long de ta colonne vertébrale. ⏸ Et tu ressens peut-être l'envie de te redresser, pour mieux sentir cette énergie. ⏸

Énergie qui remonte par chacun de tes doigts. ⏸ Tes mains. ⏸ Tes avant-bras. ⏸ Tes coudes. ⏸ Tes bras jusqu'aux épaules. ⏸

L'énergie de la terre remonte le long de ton cou. ⏸ Ta nuque. ⏸ Ta gorge. ⏸

Elle atteint ton visage. ⏸ Toute ta tête. ⏸

Tu prends quelques instants pour ressentir la force de la terre dans tout ton corps. ⏸

Puis tu vas imaginer des racines partant de la plante de tes pieds.

⏸

Un pied représente ta lignée paternelle, toute ta famille venant de ton père.

⏸

Un pied représente ta lignée maternelle, toute ta famille venant de ta mère…

⏸

Ces racines descendent dans la terre. ⏸

En plus des racines de ta lignée paternelle, des racines de ta lignée maternelle, tu vois tes propres racines. ⏸

Racines faites d'un autre alliage, d'une matière différente. ⏸ D'un alliage plus solide, plus fort. ⏸

⏸

Et tu vois tes racines s'enfoncer plus profondément dans la terre. ⏸

Elles vont s'ancrer dans une terre plus riche. ⏸ Dans une terre de confiance. ⏸ De force. ⏸

Et tu les laisses aller le plus profondément possible dans cette terre de confiance. ⏸ De force. ⏸

Tu sens une nouvelle puissance remonter par tes pieds, et s'installer dans tout ton corps.

Chacune de tes respirations va permettre à cette puissance de prendre toute la place dans ton corps. ⏸ Dans chacune de tes cellules. ⏸ Au cœur même de tes cellules. ⏸

Maintenant cette puissance est en toi. ⏸

Chaque fois que tu en auras besoin, il te suffira de poser tes pieds bien à plat au sol, et d'imaginer tes racines faites d'un autre alliage. ⏸ Et cette puissance sera là. ⏸

Tranquillement tu relèves tes pieds, l'un après l'autre. ⏸ Tu les bouges. ⏸ Tu secoues tes jambes. ⏸ Tu fais tourner ton bassin. ⏸ Tes mains. ⏸ Tes épaules. ⏸ Ton cou. ⏸ Ta respiration devient plus tonique, plus dynamique. ⏸ Et tranquillement tu ouvres les yeux.

LES PEURS

Chapitre 11 | Enfant | Ado

Les peurs sont un vaste sujet chez les enfants et les adolescents. Ce qui est important de leur faire comprendre, c'est que derrière toute peur, il y a une envie.

Derrière la peur de l'échec, il y a l'envie de réussir. Derrière la peur de la nuit ou des monstres, il y a l'envie de se sentir en sécurité. Derrière la peur d'être exclu d'un groupe, c'est l'envie d'y être intégré.

Et je pourrais continuer...

Une fois que l'enfant ou l'adolescent a nommé sa peur, lui demander où il l'a ressentie dans son corps. Si c'est un monstre, lui demander de le dessiner. Si c'est plus abstrait comme la peur de l'échec ou d'être exclu, lui demander où il ressent cette peur dans son corps, si elle avait une forme, ce serait laquelle ? Lui faire dessiner cette forme.

Une fois que cette peur est sur papier, l'aider à trouver quelle est l'envie derrière. Une fois que l'envie est nommée, lui faire déchirer son dessin et il met tous les morceaux à la poubelle.

Et la séance peut commencer. Demandez à l'enfant ou l'adolescent de prendre une position confortable pour lui, assis ou allongé au sol.

Enchaînez avec la détente du corps (voir en page 13).

La séance commence

Et maintenant que ta respiration est calme, détendue, tranquille, je te demande de sentir l'espace que tu viens de libérer dans ton corps, en mettant ta peur sur papier. ⏸

Dans cet espace tout débarrassé de ce qui l'encombrait, tu vas mettre ton envie. ⏸

Quelle forme a-t-elle ? ⏸ Est-ce une image ? ⏸ Un symbole ? ⏸ Un mot ? ⏸ Un dessin ? ⏸

Tu laisses venir la première forme qui se présente à toi. Sans analyse, ni jugement, sans te dire « c'est bien ou ce n'est pas bien » ; « c'est beau ou ce n'est pas beau ».

C'est ton envie qui prend cette forme. ⏸ Cette image. ⏸ Ce symbole. ⏸ Ce mot. ⏸ Ce dessin. ⏸

Tu laisses ton envie prendre toute sa place dans cet espace libre. ⏸ Et tu sens comment ça fait en toi, quand ton envie prend toute la place. ⏸

Et tu vas même laisser ton envie prendre toute la place dans ton corps en l'aidant avec ta respiration. ⏸

À chacune de tes respirations, ton envie grandit. ⏸ Elle devient plus forte, ⏸ plus puissante. ⏸

Et tu sens comment c'est en toi, quand ton envie prend toute la place. ⏸ Sa place. ⏸

Chaque fois que tu sentiras que la peur veut revenir, tu repenseras à ton envie, à sa forme. ⏸ Et avec ta respiration, tu la feras grandir dans tout ton corps, pour que ton envie prenne toute la place. ⏸ Toute sa place. ⏸

Maintenant, tu prends une respiration plus tonique, plus dynamique. Tu bouges ta tête. Tes mains. Tes pieds. Et quand tu te sens prêt(e), tu ouvres les yeux dans la pièce. ⏸

FAiRE APPEL À UN HÉROS

Chapitre 12 | Enfant

Cette séance va permettre de diminuer l'impact émotionnel d'une séance de violence à laquelle l'enfant a réellement assisté, par exemple, une scène où le père a été particulièrement violent. Ce n'est pas un parti pris de ma part, mais l'expérience me fait écrire « le père », car c'est fréquemment le père qui a des accès de violence lors d'une séparation ou dispute. Souvent c'est une scène entre les parents, mais ce peut être une scène de violence dans la rue, lors d'une fête de famille...

Expliquez à l'enfant qu'il va revoir pour la dernière fois cette scène, qu'il va rester en sécurité avec vous, que c'est comme un film qu'il va regarder sur un écran.

Demandez-lui si autour de lui il y a un homme (grand-père, oncle, cousin plus âgé...) qui représente pour lui un homme de confiance, avec une force qui le sécurise. S'il n'y a pas d'homme avec ces valeurs autour de lui, lui demander quel est son héros qui a ces valeurs-là. Le faire verbaliser sur cet homme ou héros qui va venir l'aider pendant la séance, sa personne ressource.

Demandez à l'enfant de prendre une position confortable pour lui, assis ou allongé au sol.

Enchaînez avec la détente du corps (voir en page 13).

La séance commence

Tu es en sécurité avec moi dans cette pièce. ⏸ Tu sens ton corps dans le fauteuil. ⏸

Tu imagines devant toi un écran de télévision. ⏸ Sur cet écran va se jouer un film. ⏸ Un film que tu as déjà vu et que tu vas revoir pour la dernière fois. ⏸

Pour regarder ce film, à côté de toi se tient ⏸ *[nommer la personne ressource de l'enfant : ton papi, « le prénom du cousin », « le nom du héros » ⏸ ...].*

Et ensemble vous allez voir ce film. ⏸ Cette scène où ton père crie, ⏸ devient violent avec ta mère.

> *Décrivez la scène que l'enfant a vue et vous a racontée : ton père crie, cette personne a été violente envers...* ⏸

Maintenant, ton *[nommer la personne ressource]* ⏸ va entrer dans la scène. ⏸ Il va arrêter [ton père] en lui disant que ce qu'il fait, ce qu'il dit n'est pas correct. ⏸ Qu'il fait peur [à sa femme et à son fils/sa fille]. ⏸ Qu'un père ne doit pas faire cela. ⏸ Et tu vois [ton père] qui devient tout petit devant ton *[nommer la personne ressource].* ⏸

[Ton père] devient si petit qu'il disparaît du film. ⏸ Ton *[nommer la personne ressource].* ⏸ te rassure et rassure aussi [ta mère]. ⏸

Ton *[nommer la personne ressource]* ⏸ va te transmettre de sa force, de sa puissance, ⏸ pour qu'à partir de maintenant cette force, cette puissance soit en toi aussi. ⏸

Et c'est avec cette nouvelle force ⏸ que tu bouges ta tête. ⏸ Tes mains. ⏸ Tes pieds. ⏸ Et quand tu te sens prêt(e), tu ouvres les yeux.

TRiSTESSE OU JOiE

Chapitre 13 | Enfant | Ado

Cette séance peut être utilisée, quand un enfant ou un adolescent vit des situations difficiles à l'école, se sent rejeté, est mis à part, ou quand il y a beaucoup de disputes dans la famille.

Demandez à l'enfant de prendre une position confortable pour lui, assis ou allongé au sol.

Enchaînez avec la détente du corps (voir en page 13).

La séance commence

Tu respires doucement, lentement. (II)

Tu mets toute ton attention dans ta respiration. (II) Tu inspires. (II) Tu expires. (II)

Tu es dans ta respiration. (II)

(II)

Tu vas maintenant mettre toute ton attention dans ton expiration. (II) Quand tu rejettes l'air à l'extérieur. (II)

(II)

Tu vas mettre dans ton expiration qui part de ton ventre, (II) tout ce qui te rend triste, (II) te procure du chagrin. (II)

Et tu vas projeter tout cela à l'extérieur dans ton souffle. (II)

Ton souffle qui est fort, ⏸ puissant. ⏸ Et qui te permet de mettre à l'extérieur de toi, ⏸ tout ce négatif. ⏸

⏸

Tu vas le faire autant de fois que c'est nécessaire, ⏸ jusqu'à ce que tu sentes qu'à l'intérieur de toi, ⏸ il n'y a plus de tristesse, ⏸ plus d'images négatives. ⏸

⏸

Puis de nouveau tu respires doucement, lentement. ⏸

Tu mets toute ton attention dans ta respiration. ⏸ Tu inspires. ⏸ Tu expires. ⏸

Tu es dans ta respiration. ⏸

⏸

Tu vas maintenant mettre toute ton attention dans ton inspiration. ⏸ Quand tu prends de l'air à l'extérieur. ⏸

⏸

Tu vas laisser venir dans ton inspiration, ⏸ un souvenir joyeux, ⏸ un moment où tu as été heureux, ⏸ un éclat de rire. ⏸

Et tu inspires ce moment de joie. ⏸

⏸

Tu vas le faire autant de fois que c'est nécessaire, ⏸ jusqu'à ce que tu sentes qu'à l'intérieur de toi, ⏸ la joie a pris toute la place. ⏸

⏸

Tu pourras refaire cette séance tout(e) seul(e). ⏸ Chaque fois que tu voudras changer d'état émotionnel. ⏸

⏸

Parfois, il sera bon pour toi d'aller au bout de ta tristesse. ⏸ Et parfois, il sera bon pour toi de faire revenir un moment joyeux. ⏸ pour transformer ton état interne. ⏸

Tu as le choix. ⏸ C'est toi qui décides. ⏸

⏸

Et c'est quand tu es prêt(e), que tu remobilises ton corps, et que tu ouvres les yeux. ⏸

LE SOUFFLE

Chapitre 14 | Enfant | Ado

Comme son nom l'indique, cette séance se concentre sur le souffle. Les enfants, et surtout les adolescents, respirent mal. Cette séance va leur permettre de retrouver un mouvement respiratoire plus ample et plus conscient, et par la même occasion de nettoyer leur corps.

Demandez à l'enfant ou à l'adolescent de prendre une position confortable pour lui, assis ou allongé au sol.

Enchaînez avec la détente du corps (voir en page 13).

La séance commence

Tu respires doucement, lentement. ⏸ Maintenant, ⏸ tu vas envoyer de manière consciente ton souffle dans ta tête. ⏸ Ton cerveau, ⏸ pour avoir des idées plus claires, ⏸ plus justes face à la réalité de ce que tu vis. ⏸

Tu envoies ton souffle dans tes yeux ⏸ pour voir les événements tels qu'ils sont réellement. ⏸ Sans les grossir. ⏸ Sans les minimiser. ⏸

De manière consciente, tu envoies ton souffle dans tout ton système ORL. ⏸ Tes oreilles. ⏸ Ton nez. ⏸ Ta bouche. ⏸ Pour entendre sans transformer ce qu'on te dit. ⏸ Sentir les choses telles qu'elles se présentent à toi. ⏸ Goûter pleinement à ton souffle. ⏸ À ta vie. ⏸

Tu envoies ton souffle dans ton arrière-gorge. ⏸ Ton tube digestif. ⏸ Et ton souffle descend jusque dans ton estomac ⏸ pour mieux digérer ce qui se passe dans ton quotidien. ⏸

Ton souffle remplit tes poumons complètement. ⏸ Tu respires la vie à l'extérieur pour mieux la vivre à l'intérieur. ⏸ Tu respires ta vie à pleins poumons. ⏸

Le fait de respirer de manière consciente te permet de mieux oxygéner tout ton organisme. Et te permet de voir la vie telle qu'elle est. ⏸

Maintenant, ⏸ tu vas envoyer de manière consciente ton souffle dans tes intestins. ⏸ qui peuvent faire du bruit en accueillant ta respiration consciente. ⏸ Et te permettre d'évacuer des choses un peu compliquées pour toi en ce moment. ⏸

Tu laisses ton souffle atteindre ton foie ⏸ et toutes tes colères s'en vont avec ton souffle. ⏸

Tu envoies ton souffle dans ta vessie ⏸ pour mieux diluer tes contrariétés. ⏸ Et les éliminer. ⏸

De manière consciente, tu envoies ton souffle dans tes reins. ⏸ Ces petites usines qui filtrent et laissent partir tout ce qui n'est plus utile pour ton organisme. ⏸ Avec ton souffle, tu les aides à te dépolluer encore plus. ⏸

Puis tu mets ton souffle dans ton cœur. ⏸ Pour qu'à chaque battement de cœur, ⏸ un nouveau souffle s'installe en toi. ⏸

Et de ton cœur, tu projettes ton souffle dans ta circulation sanguine. ⏸ Pour qu'un sang neuf circule dans tout ton corps. ⏸

Cette respiration consciente permet à tout ton organisme, ton corps, de recevoir une meilleure oxygénation. ⏸ Cette respiration t'aide à te nettoyer. ⏸ Ton corps respire mieux maintenant. ⏸

Tu es plus conscient(te) de ce qui se passe à l'intérieur de toi. ⏸ Tu es maître de ton souffle. ⏸ De ta respiration. ⏸

Maintenant, tu vas interroger ton corps et sentir s'il a des tensions. ⏸ Si tu sens une tension dans ton corps, tu vas envoyer ton souffle dans cette partie de ton corps pour la dissoudre, ⏸ la délayer, ⏸ la faire disparaître. ⏸

Plus tu pratiqueras cette respiration consciente. ⏸ Plus ton corps gagnera en énergie. ⏸ Plus tu sentiras tes forces intérieures. ⏸ Tu seras plus confiant(e) dans ta vie. ⏸

Tu vois, chaque fois que tu sentiras le besoin d'y voir plus clair, de mieux entendre, de mieux digérer certaines choses, de mieux évacuer une colère, une contrariété. ⏸ Il te suffira de respirer de manière consciente. ⏸ D'amener un meilleur oxygène dans ton corps, pour mieux dépasser ces contrariétés. ⏸

Et c'est en reprenant une respiration plus tonique, plus dynamique, que tu remobilises ton corps, en bougeant ta tête. Tes mains. Tes pieds. Et que tu ouvres tranquillement tes yeux. ⏸

LES CROYANCES

Chapitre 15 | Enfant | Ado

Je propose cette séance à un enfant ou un adolescent, lorsque je repère dans ses paroles des limitations, des fausses croyances ou des étiquettes négatives. Lorsque son discours est jalonné de : « je n'y arriverai pas », « ce n'est pas pour moi », « je suis le nul de la famille »...

Je commence par expliquer ce que sont les croyances négatives ou limitantes. C'est cette petite voix à l'intérieur de lui ou d'elle qui lui fait penser et dire : « je suis nul », « je rate tout »... Que bien souvent ces croyances ne sont pas justifiées, mais que c'est une vue de son esprit.

Avant de démarrer cette séance sur les croyances, je demande à l'enfant ou l'adolescent de les énumérer et j'en fais une liste que je reprends lors de la séance. Nous verbalisons ensemble sur chaque croyance, pour savoir si c'est une croyance utile ou inutile. Et si c'est le bon moment pour lui, ou pour elle, de s'en débarrasser.

Demandez à l'enfant ou à l'adolescent de prendre une position confortable pour lui, assis ou allongé au sol.

Enchaînez avec la détente du corps (voir en page 13).

La séance commence

Tu imagines dans une main (II) un bouquet de ballon de baudruche. (II) Tu prends le temps de voir toutes les couleurs de ces ballons. (II) Il y en a des bleus, (II) des rouges, (II) des jaunes, (II) des verts, (II) des blancs, (II) des roses, (II) et des... (II)

En les regardant de plus près, tu peux voir que sur chaque ballon, il y a une croyance d'écrite, ⏸ une de tes croyances négatives. ⏸

Tu vas choisir un ballon sur lequel est écrite une de tes croyances inutiles. ⏸

Selon l'âge de l'enfant, aidez-le en nommant une des croyances négatives qu'il a verbalisées avant la séance.

Et en conscience tu vas te libérer de cette croyance en laissant le ballon s'envoler. ⏸ Tu peux l'aider à partir plus haut, plus loin avec ton souffle. ⏸

Maintenant, tu vas prendre un autre ballon. ⏸ Une autre croyance négative, ⏸ que tu laisses partir. ⏸ Elle ne t'appartient plus. ⏸

Tu passes à un autre ballon, ⏸ une autre croyance devenue inutile pour toi ⏸ et tu la laisses s'envoler. ⏸ Tu peux l'aider avec ton souffle jusqu'à ce qu'il disparaisse. ⏸

Continuez. Certains enfants ont besoin d'être guidés sur plusieurs ballons.

⏸ Voilà, tu as laissé s'envoler tous les ballons portant une croyance négative.

⏸ Maintenant, il ne reste dans ta main que les ballons avec tes croyances positives. ⏸ Tes croyances fortes. ⏸ Celles qui t'aident à grandir. ⏸ Qui te portent. ⏸

Je te propose de les lire tranquillement dans ta tête. ⏸

⏸ Tu les dis à haute voix ⏸

Vérifiez sur ma liste que toutes les croyances positives aient été énoncées. S'il en manque, verbalisez-les à la fin.

Tu regardes ce joli bouquet de ballons dans ta main. ⏸ Ses couleurs. ⏸ Ses mots si forts. ⏸ Et tu vas mettre ce bouquet où tu veux dans ton corps. ⏸ L'imaginer comme un tatouage sur ton corps. ⏸

À partir de maintenant, chaque fois que tu douteras de toi, il te suffira de revoir ton bouquet de ballon là où tu l'as mis dans ton corps, ton tatouage, pour retrouver toutes ces valeurs positives. ⏸ Toute cette force que tu as en toi. ⏸

Et le jour où tu sentiras une croyance limitante. ⏸ Ou si quelqu'un t'a collé une étiquette négative. ⏸ Tu l'imagineras comme un ballon de baudruche que tu laisseras s'envoler. ⏸

Tu bouges ta tête. ⏸ Tes mains. ⏸ Tes pieds. ⏸ Ta respiration devient plus tonique, plus dynamique. ⏸ Et quand c'est bon pour toi, tu ouvres les yeux. ⏸

LA JALOUSiE

Chapitre 16 | Enfant

TES RÉUSSiTES

Dans la jalousie, il y a souvent la notion que l'autre (le frère, la sœur, le cousin...) est plus aimé, a plus de valeur, sait mieux, réussit plus et l'enfant a l'impression de ne pas avoir de valeurs, de compétences.

Or, chaque enfant est différent, et chacun a sa place, ses propres valeurs, ressources et intelligence.

Faire verbaliser l'enfant sur ce qu'il réussit, ce qu'il sait faire, ses talents.

Souvent il n'a pas conscience de ses valeurs, lui permettre de les mettre en évidence est déjà tout un travail en soi...

Demandez à l'enfant de prendre une position confortable pour lui, assis ou allongé au sol.

Enchaînez avec la détente du corps (voir en page 13).

La séance commence

Tu allumes ta télé intérieure. ⓘ Ton écran mental. ⓘ Et tu vas laisser venir toutes les images liées à tout ce que tu sais faire. ⓘ

Devant toi, sur ton écran mental, une mosaïque d'images se construit. ⏸ ⏸

Dans une image, ⏸ tu retrouves l'image *[nommer ce que l'enfant a dit au début de la séance, par ex. : où tu arrêtes tous les buts lors d'un match... Tu te vois en train de dessiner].* ⏸

Dans cette autre image, tu retrouves l'image *[ex. : quand c'est toujours à toi que la maîtresse demande... Car elle te fait confiance].* ⏸

Nommez plusieurs situations que l'enfant a verbalisées.

Tu regardes tout ce mur d'image de toutes tes valeurs, tes compétences. ⏸ De tout ce que tu sais déjà faire. ⏸

Et peut-être que sur ce mur, il y a aussi des images de tout ce que tu vas arriver à faire dans un futur très proche. ⏸ Demain. ⏸ Après-demain. ⏸ Ou la semaine prochaine. ⏸

Tu vas prendre une photo de ce mur d'image qui représente tout ce que tu sais faire. ⏸ Et ce que tu vas apprendre à faire rapidement, maintenant. ⏸

Tu vois, toi aussi, tu sais faire beaucoup de choses. ⏸ Tu réussis dans certains domaines. ⏸ Ces compétences sont les tiennes. ⏸ Et peut-être que tu es le/la seul(e) de ta famille à savoir faire cela. ⏸

Maintenant que tu as fait cette photo, ⏸ tu vas la mettre où tu veux sur ton corps. ⏸ Comme un tatouage. ⏸ Tatouage que tu seras le/la seul(e) à voir. ⏸

Et chaque fois que tu auras un doute. ⏸ Ou que tu auras peur de ne pas y arriver. ⏸ Tu penseras à ton tatouage, et tout ce que tu as déjà réussi te portera pour réussir encore. ⏸ Et encore. ⏸

Maintenant, tu reprends une respiration plus tonique, plus dynamique. ⏸ Tu rebouges ton corps. ⏸ Et quand c'est bon pour toi, tu ouvres les yeux. ⏸

LES ARBRES DE LA FORÊT

Dans la jalousie, il y a aussi la notion de place, de ne pas avoir de place ou de ne pas trouver sa place dans la famille.

Dans cette métaphore, je propose à l'enfant de regarder ce qui se passe dans la nature. Où tout est à sa juste place.

Demandez à l'enfant de prendre une position confortable pour lui, assis ou allongé au sol.

Enchaînez avec la détente du corps (voir en page 13).

La séance commence

Tu gardes une respiration présente, ⏸ consciente. ⏸

Tout en gardant cette respiration calme et profonde. ⏸ Tu vas t'imaginer dans une forêt. ⏸

Une forêt lumineuse, avec toute une palette de verts que le soleil éclaire. ⏸ Tu te sens en sécurité dans cette forêt. ⏸

Tout en te promenant, ⏸ tu regardes les arbres. ⏸ Et il y en a beaucoup dans cette forêt. ⏸

Des grands. ⏸ Des petits. ⏸ Des vert clair. ⏸ Des vert foncé. ⏸ Des vert moyen. ⏸

Toutes les couleurs de verts sont représentées dans les branches des arbres.

⏸

Il y en a avec des troncs bien droits. ⏸ Des troncs tordus. ⏸ Des troncs très fins. ⏸ D'autres si gros qu'avec tes deux bras, tu n'en fais pas le tour.

⏸

Des branches basses sur lesquelles tu peux grimper. ⏸ D'autres qui touchent presque les nuages.

⏸

Dans cette forêt, chaque arbre a sa place. ⏸ Chaque arbre est à sa place. ⏸ Aucun arbre ne gêne un autre arbre pour qu'il puisse pousser.

⏸

Chaque arbre a la place de planter ses racines profondément dans la terre. ⏸ Chaque arbre a la place de faire monter ses branches jusqu'où il en a envie.

⏸

Chaque arbre pousse comme il veut. ⏸ Sans regarder si celui d'à côté est plus grand. ⏸ À plus de branches. ⏸ La couleur du vert de ses feuilles.

⏸

Chaque arbre n'a qu'une mission, prendre sa place. ⏸ Juste sa place. ⏸ Sa juste place.

⏸

Toi aussi tu peux prendre ta place. ⏸ Comme les arbres. ⏸ Tu as ta place sur terre. ⏸ Dans ta famille. ⏸ À toi de la prendre en toute sécurité. ⏸

Tu vas t'étirer pour que tes bras montent le plus haut. ⏸ Comme les branches d'un arbre. ⏸ Et de nouveau laisser ta respiration prendre toute sa place dans ton bassin. ⏸ Et quand tu es prêt(e) tu ouvres les yeux.

MER CALME OU DÉCHAÎNÉE

Chapitre 17 | Ado

Cette séance s'adresse aux adolescents qui ont du mal à vivre leurs émotions.

Verbalisez avec lui ou elle, ce qu'est une émotion ? Quelle est l'émotion la plus positive pour lui ou elle ? La plus négative ? Comment il ou elle gère une émotion trop invasive ? Qu'est-ce qu'il ou elle a déjà mis en place pour calmer ses émotions ?

Demandez à l'adolescent de prendre une position confortable pour lui, assis ou allongé au sol.

Enchaînez avec la détente du corps (voir en page 13).

La séance commence

Tu allumes ta télé intérieure, ton écran mental, et tu te retrouves au bord de la mer. ⏸

Tu entends le bruit des vagues qui viennent lécher le sable. ⏸

Tu sens la chaleur du soleil sur ta peau. ⏸

Tu regardes la couleur changeante de l'eau quand les rayons du soleil se reflètent sur elle. ⏸

Tu sens l'odeur de l'iode te chatouiller les narines. ⏸

La mer est calme. ⏸ Tout comme le calme est en toi. ⏸

Puis, tu penses à une émotion forte que tu as eue récemment. ⏸

Tu ressens dans ton corps ce que tu as ressenti à ce moment-là. ⏸

Comment peut-être de calme tu es passé(e) à agité(e) ? ⏸ Et peut-être d'agité(e) à une tempête intérieure.

⏸

Dans ton corps quand tu as une émotion, c'est comme la mer. ⏸

La mer est calme. ⏸ Puis la brise se lève. ⏸ De petites vagues se forment. ⏸

Le mistral commence à souffler. ⏸ Les vagues deviennent de plus en plus grosses. ⏸

Les bateaux sont malmenés. ⏸ Mais heureusement qu'ils sont bien arrimés. ⏸

Soudain la tempête arrive, et la mer se déchaîne. ⏸

⏸

Puis la tempête s'éloigne. ⏸ Les vagues sont de moins en moins grosses. ⏸ Les bateaux retrouvent leurs doux balancements. ⏸

Le mistral s'arrête. ⏸ Une douce brise s'installe. ⏸

Tout à coup, c'est de nouveau le calme.

⏸

Tu vois en l'intérieur de toi, c'est pareil. ⏸ Quand tu as une émotion si tu l'accueilles et que tu la laisses vivre. ⏸ Tu vas peut-être passer de mer calme à déchaînée. ⏸

En toute sécurité, puisque tu sais maintenant ce qui se passe. ⏸ Sans laisser l'émotion te faire faire n'importe quoi ou dire n'importe quoi. ⏸ Juste tu l'accompagnes. ⏸

Tu lui laisses le temps de te traverser. ⏸ De te faire comprendre ce qu'il y a à comprendre. ⏸ Puis comme la tempête, elle s'en va. ⏸

⏸

Parfois, une émotion, comme une tempête, met un peu temps à se calmer. ⏸

Mais le calme revient toujours. ⏸ C'est cela que tu dois garder à l'esprit. ⏸ Après la tempête. ⏸ le calme revient toujours. ⏸

Et c'est calmement que tu remobilises ton corps. ⏸ En bougeant ta nuque, ⏸ tes mains, ⏸ tes pieds. ⏸ Quand tu te sens prêt(e), tu ouvres tranquillement tes yeux. ⏸

LES DOULEURS

Chapitre 18 | Enfant | Ado

Cette séance aide les enfants et les adolescents à gérer leur douleur.

L'enfant ou l'adolescent va faire une image précise de sa douleur. Par exemple, au jeune patient qui a souvent des céphalées : est-ce que tu as l'impression d'avoir un étau qui te serre au niveau des tempes ? Ou plutôt comme des éclairs qui traversent ta tête ? Des pulsations ? Des aiguilles qui se plantent dans ton crâne ?

Une fois que la douleur est décrite le plus finement possible, la séance peut commencer.

Vous pouvez faire dessiner à l'enfant son corps avant la séance, et son corps après la séance. Pour qu'il puisse visualiser la différence. Avec les adolescents, vous pouvez leur proposer l'échelle de la douleur avant et après la séance.

Demandez à l'enfant de prendre une position confortable pour lui, assis ou allongé au sol.

Enchaînez avec la détente du corps (voir en page 13).

La séance commence

Tu vas imaginer un écran d'ordinateur devant toi. (II) Et tu me fais un petit signe quand tu le vois.

(II)

Sur cet écran, tu vas voir la partie de ton corps douloureuse. (II) Et tu me fais un petit signe quand tu la vois.

(II)

Maintenant, tu vas faire confiance à la partie qui sait-tout-en-toi (II) et qui sait se servir d'un logiciel de retouche d'image. (II)

Et là tu vas prendre *[accompagner le travail avec ce que vous a dit le jeune patient, par exemple : prendre l'icône de la gomme pour effacer les éclairs.* (II) *Redessiner avec l'icône pinceau un muscle.* (II) *Prendre l'icône qui ressemble à une pipette pour mettre de l'huile sur les articulations].* (II)

Le but est d'enlever l'image de la douleur sur l'écran *[dépincer le muscle, défaire un nœud, enlever des aiguilles, effacer].* (II)

Tu prends le temps de redessiner cette partie de ton corps pour qu'elle soit la plus positive pour toi. (II) Tu peux changer la couleur. (II) La luminosité sur l'écran. (II)

Et quand tu as l'image la plus positive pour toi sur l'écran, tu me fais un petit signe.

(II)

Maintenant, tu vas enlever l'image de l'écran d'ordinateur pour la mettre là où elle doit être dans ton corps. (II) À sa place. (II)

Une fois que l'image est là où elle doit être dans ton corps. (II) Tu laisses partir l'image de l'écran d'ordinateur. (II)

Et dis-moi si cette partie de ton corps a besoin de chaud. (II) De froid. (II)

[Si c'est du froid, vous pouvez le guider avec, par exemple :] Maintenant, tu peux t'imaginer sous une cascade. (II) Une cascade d'eau fraîche. (II) énergisante, (II) dynamisante. (II) Et cette eau agréablement fraîche détend et régénère tes tissus. (II) Et c'est en gardant cette image de cascade que tu remobilises en douceur ton corps.

[Si c'est du chaud, vous pouvez le guider avec, par exemple :] Maintenant, tu vas imaginer que tu es allongé(e) dans un hamac. (II) Un hamac fait avec un rayon de soleil. (II) Et tu laisses la chaleur de ce soleil régénérer tes tissus et détendre ton corps. (II) Et c'est en gardant cette image de hamac et de rayon de soleil que tu remobilises en douceur ton corps.

L'ÉNURÉSiE

Chapitre 19 | Enfant | Ado

ENFANT

Il est important de toujours rassurer l'enfant, il ne le fait pas exprès et il n'est pas le seul dans ce cas-là.

Lui expliquer ce qui se passe dans son corps : l'urine est conservée dans la vessie, que c'est le cerveau qui envoie un message à la vessie quand elle doit retenir le pipi ou quand elle doit le vider. Mais que la nuit, son cerveau ne fait pas bien son travail, il envoie le mauvais message.

Demandez à l'enfant de prendre une position confortable pour lui, assis ou allongé au sol.

Enchaînez avec la détente du corps (voir en page 13).

La séance commence

Et maintenant que ta respiration est calme, détendue, tranquille, je vais te raconter une histoire.

⏸

C'est l'histoire d'une famille de castors. ⏸ Il y en a des petits, des grands, des moyens, des jeunes, des vieux. ⏸ Bref, il y a toutes sortes de castors. ⏸

Les castors sont toujours contents. ⏸ Ils sont courageux et travailleurs. ⏸ Et surtout, ils aiment construire ensemble. ⏸

Tu sais que les castors sont les spécialistes des barrages ? ⏸

Aujourd'hui, tout le monde est au travail. ⏸ Ils doivent construire un nouveau barrage. ⏸

Toute la famille est là. ⏸ Il y a ceux qui vont chercher des branches. ⏸ D'autres des rondins de bois. ⏸

D'autres vont chercher des pierres pour tenir les bois. ⏸

Chaque membre de la famille a sa tâche. ⏸ Chacun travaille pour sécuriser le barrage. ⏸ Grâce à ce barrage, le stock de nourriture sera en sécurité. ⏸ Au sec. ⏸ Et ils pourront manger tout l'hiver. ⏸

Pour Hector, c'est son premier barrage et il met tout son cœur. ⏸ Papa lui a donné une partie du barrage à faire tout seul. ⏸

Hector doit choisir les bonnes branches. ⏸ Les rondins les plus costauds. ⏸ Et les pierres les plus grosses. ⏸

À la fin de la journée, le barrage est terminé. ⏸ Tout le monde a bien travaillé. ⏸ Et une grande fête est organisée. ⏸ Tout le monde chante, ⏸ danse, ⏸ est heureux.

⏸

Mais voilà qu'à la nuit tombée. ⏸ Ils entendent un drôle de bruit. ⏸ Mais, c'est un bruit d'eau ? ⏸ Oui, le barrage n'est pas suffisamment solide et de l'eau rentre dans la hutte. ⏸ Vite, vite, mettons à l'abri la nourriture. ⏸

Toute la nuit, les castors se relaient pour mettre au sec la nourriture. ⏸

Le lendemain, toute la famille est réunie pour voir où le barrage a cédé. ⏸ Et c'est la partie qu'a construite Hector qui s'est écroulée. ⏸

Alors, papa explique à Hector ce qu'il aurait dû faire, comment s'y prendre de la bonne manière. ⏸ Avec l'aide de papa, Hector ferme hermétiquement les bois. ⏸ Les rondins. ⏸ Les pierres. ⏸ Il empile tout cela de manière que cela soit bien scellé, ⏸ étanche. ⏸

Et depuis, Hector est devenu le spécialiste des barrages. ⏸ Avec lui, la nourriture reste bien au sec.

⏸

Nous sommes tous des petits Hector capables de construire des barrages solides. ⏸ Étanches. ⏸

⏸

Tu reprends une respiration plus tonique, plus dynamique. Tu bouges légèrement ta tête. ⏸ Tes pieds. ⏸ Tu t'étires, et quand tu le veux, tu ouvres les yeux.

ADO *Cette séance est inspirée de la méthode Jacobson, basée sur la tension/détente.*

Le but est de faire contracter tous les muscles du corps à l'adolescent, et de les détendre. À tenir la contraction et à la lâcher, et de continuer le travail par le symbolique : quelles sont les situations où il a tenu ? Les moments où il s'est contenu ?

Demandez à l'adolescent de prendre une posture assise ou debout.

Enchaînez avec la détente du corps (voir en page 13).

La séance commence

Tu vas contracter tous les muscles de ton visage, en faisant une belle grimace. ⏸ Tu contractes tout ton visage et tu tiens la contraction. ⏸ Puis tu lâches tous les muscles de ton visage. ⏸ Et tu sens comment c'est dans ton visage quand tu as tout relâché.

⏸

Tu contractes les muscles de tes épaules. ⏸ De tes bras. ⏸ De tes mains. ⏸ Tes doigts comme des griffes de sorcière. ⏸ Tu tiens la contraction. ⏸ Puis tu lâches tous les muscles de tes épaules. ⏸ Tes bras. ⏸ Tes mains. ⏸ Tes doigts. ⏸ Et tu sens comment c'est dans tous ces muscles quand tu as tout relâché.

⏸

Tu contractes doucement, sans te faire mal, tous les muscles de ton dos. ⏸ Tu tiens la contraction. ⏸ Puis tu lâches tous les muscles de ton dos. ⏸ Et tu sens comment c'est dans ton dos quand tu as tout relâché.

⏸

Tu fais pareil avec les muscles de ta poitrine. ⏸ De ton ventre. ⏸ Tu tiens la contraction. ⏸ Puis tu lâches la contraction. ⏸ Tes muscles se détendent. ⏸ Et tu sens comment c'est dans ta poitrine et ton ventre quand tu as tout relâché.

⏸

Tu contractes les muscles de tes cuisses. ⏸ Tes jambes. ⏸ Tes mollets. ⏸ Tes pieds. ⏸ Même tes orteils se contractent dans tes chaussures. ⏸ Tu tiens la tension dans tes jambes. ⏸ Puis tu relâches tous les muscles de tes jambes. ⏸ Des cuisses jusqu'aux orteils. ⏸ Et tu sens comment c'est dans tes jambes quand tu as tout relâché.

⏸

Maintenant, tu vas contracter tout ton corps. ⏸ Ton visage. ⏸ Tes bras. ⏸ Ton dos. ⏸ Ta poitrine, ton ventre. ⏸ Tes jambes. ⏸ Tu tiens la tension. ⏸ Tu tiens. ⏸ Tu tiens. ⏸ Puis tu relâches tout. ⏸ Et tu sens comment c'est dans ton corps quand tu as tout relâché.

⏸

Mentalement, tu vas retrouver les sensations de ton corps quand tu l'as contracté dans sa globalité. ⏸

Combien cela a été contraignant mais facile de tout serrer, ⏸ contracter, ⏸ et tenir.

⏸

Tu retrouves maintenant tous ces moments où tu as su tenir. ⏸ Contenir une émotion. ⏸

Tu sais, parfois en cours tu as envie de rire. ⏸ Mais tu ne laisses pas le rire te gagner. ⏸ Tu le retiens au fond de toi. ⏸

Parfois au cinéma, tu as envie de crier au héros de faire attention. ⏸ Mais tu ne le fais pas, car ce n'est pas le lieu. ⏸ Et tu retiens ton cri. ⏸

Lors d'un repas de famille, où tu n'as qu'une envie c'est d'aller courir ou aller te promener. ⏸ Mais tu ne le fais pas, car ce n'est pas le moment. ⏸ Et tu contiens ton envie de balade. ⏸

Quand tu fais un contrôle, et que tu n'as qu'une envie, retrouver la liberté de jouer. ⏸ Mais tu ne le fais pas, car ton prof ne le permettrait pas. ⏸ Et tu empêches ton esprit de vagabonder pour rester concentré(e) sur ton contrôle. ⏸

Et bien d'autres situations qui te viennent à l'esprit. ⏸ Tous ces moments où tu as tenu. ⏸ Tu t'es contenu(e. ⏸ Où tu as su garder une envie, qui ne pouvait pas s'exprimer sur le moment. ⏸ Où tu as su retenir ce qui avait envie de céder. ⏸ Où tu as pu différer une émotion, un ressenti ⏸ pour le vivre à un autre moment plus opportun. ⏸

⏸

Maintenant, tu sais que tu sais attendre, ⏸ tenir, ⏸ différer. ⏸ Et c'est riche de ce nouveau savoir que tu bouges ta tête. ⏸ Tes mains. ⏸ Tes pieds et que tu ouvres les yeux. ⏸

EXERCICE D'ÉLIMINATION

Chapitre 20 | Ado

Cet exercice est inspiré de l'enseignement du Dr Vittoz.

L'objectif est d'éliminer de la pensée de l'adolescent une croyance, une étiquette, une limitation...

J'ai fait cet exercice avec une jeune fille de 15 ans. Le mot qui revenait souvent dans sa tête était : impuissance. Lorsqu'elle a commencé l'exercice, et qu'elle a effacé la première lettre, puis la deuxième, elle s'est arrêtée et m'a dit : « je transforme mon impuissance en puissance. Je l'écris en majuscule, à partir de maintenant je libère ma PUISSANCE. »

Demandez à l'adolescent de prendre une position confortable pour lui, assis ou allongé au sol.

Enchaînez avec la détente du corps (voir en page 13).

La séance commence

Tu vas visualiser devant toi un tableau blanc. ⓘ Sur ce tableau blanc ⓘ va apparaître le mot qui définit ta croyance. ⓘ Ou ton étiquette. ⓘ

Ce mot qui tourne en boucle dans ta tête. ⓘ Que tu rumines.

ⓘ

Tu vas effacer une lettre après l'autre. ⓘ Peut-être qu'une image ou des images se sont associées à ce mot. ⓘ

Tu effaces les lettres, ⏸ jusqu'à ce qu'il ne reste plus de lettre sur le tableau blanc. ⏸ Plus d'image. ⏸ Jusqu'à ce que le tableau soit complètement nettoyé.

⏸

Tu savoures ce vide. ⏸ Ce vide positif. ⏸ Ce vide agréable.

⏸

Cet exercice, ⏸ tu pourras le refaire quand tu en ressentiras le besoin. ⏸ Quand tu auras besoin de faire le vide dans ton mental. ⏸

Tu reprends une respiration plus tonique, ⏸ plus dynamique. ⏸ Tu bouges de nouveau ton corps. ⏸ Et quand tu es prêt(e), tu ouvres les yeux. ⏸

LES LiSTES

Chapitre 21 | Ado

Les adolescents ont souvent dans leur tête la liste de leurs échecs, de ce qu'ils n'ont pas encore fait ou n'arrivent pas à faire. Ces listes renforcent leur câblage négatif. Le travail qui leur est demandé, c'est l'inverse. C'est de faire des listes positives.

Prévoir un bloc ou des feuilles et un stylo à portée de main du jeune patient.

Demandez à l'adolescent de prendre une position confortable pour lui, assis ou allongé au sol.

Enchaînez avec la détente du corps (voir en page 13).

La séance commence

Tu vas prendre quelques minutes pour te concentrer sur ta respiration. ⏸ Comment ça respire à l'intérieur de toi. ⏸

Tu laisses ta respiration prendre toute sa place dans ton bassin. ⏸ Et tu prends le temps de savourer cette respiration présente, ⏸ consciente. ⏸

Tu vas entrouvrir tes yeux. ⏸ Prendre le papier et le stylo et spontanément, ⏸ sans y mettre ton mental. ⏸ Tu vas faire la liste de tout ce dont tu es fier(ère). ⏸ Ce que tu sais réussir. ⏸ Ce dont tu es content(e).

⏸

Une fois que tu as fini, ⏸ tu refermes de nouveau les yeux. ⏸ Et tu te concentres sur ta respiration. ⏸ Tu ressens ce que t'apporte cette respiration consciente.

⏸

Tu entrouvres de nouveau les yeux. ⏸ Tu prends le papier et le stylo et toujours spontanément. ⏸ En laissant ton mental de côté. ⏸ Tu vas faire la liste de tout ce qui est très bien dans ta vie. ⏸

Tout ce que tu veux continuer à faire. ⏸ Tout ce qui est important pour toi de garder. ⏸ Et peut-être de faire grandir encore plus.

⏸

Une fois que ta liste est finie, ⏸ tu refermes tes yeux. ⏸ Et tu laisses ta respiration redevenir présente.

⏸

De nouveau, tu entrouvres tes yeux. ⏸ Tu prends le papier et le stylo. ⏸ Et toujours sans ton mental. ⏸ Tu vas faire la liste de ce que tu veux réaliser dans la semaine.

⏸

Dans le mois.

⏸

Dans l'année.

⏸

Maintenant, tu vas décider du premier petit pas que tu vas faire pour réaliser un objectif de chaque liste que tu veux réaliser. ⏸

Tu choisis un objectif dans la liste à faire dans la semaine. ⏸

Tu choisis un objectif dans la liste à faire dans le mois. ⏸

Tu choisis un objectif dans la liste à faire dans l'année. ⏸

Le principal est que tu donnes le message à ton inconscient de ce qui est important pour toi, ⏸ de voir se réaliser, ⏸ à partir de maintenant.

⏸

Voilà à présent, tu sais ce que tu veux voir se réaliser. ⏸ Et ton inconscient est déjà sur le chemin de la réalisation. ⏸

Tranquillement à ton rythme, ⏸ tu remobilises ton corps. ⏸ Et quand tu le veux, ⏸ tu ouvres les yeux. ⏸

LES ACTES CONSCiENTS

Chapitre 22 | Ado

Cet exercice est aussi inspiré de l'enseignement du Dr Vittoz.

L'objectif est d'amener l'adolescent à être dans l'ici et maintenant, de faire des pauses dans la journée pour mettre son mental au repos.

Ici pas de détente du corps. La détente se fait à travers les actes conscients. Lui donner un verre d'eau et l'exercice peut commencer. Pour ma part, je fais toujours l'exercice avec l'adolescent.

La séance commence

Tu prends le temps de bien poser des pieds au sol, ⏸ dans l'alignement de ton bassin. ⏸

Tes genoux peuvent se fléchir un peu, ⏸ pour n'avoir aucune tension inutile dans tes jambes. ⏸

Tu sens le poids du verre dans ta main. ⏸ La juste tension pour le tenir. ⏸ Tu sens la différence de température là où il y a de l'eau. ⏸

Ton autre bras est détendu. ⏸ Tes épaules sont relâchées. ⏸

Tu sens ta respiration qui devient de plus en plus calme. ⏸

Puis tu vas porter le verre à ta bouche. ⏸ En prendre une gorgée. ⏸ Et tu vas être attentif(tive) au trajet du liquide. ⏸ Jusqu'où tu le sens glisser, ⏸ descendre. ⏸

Tu prends une deuxième gorgée. ⏸ Toujours aussi attentif(tive) à son chemin. ⏸

Est-ce que tu sens le liquide descendre plus bas ? ⏸ Plus haut ? ⏸ Identique à tout à l'heure ? ⏸

À quoi as-tu pensé pendant cet exercice ? ⏸ As-tu eu des idées parasites ? ⏸ As-tu pensé à quelque chose de particulier ? ⏸ Ou bien étais-tu concentré(e) sur le trajet de l'eau ?

⏸

Voilà. ⏸ C'est cela un acte conscient. ⏸ Être vraiment dans ce que tu fais. ⏸ Pour mettre ton mental au repos. ⏸

> *Après l'exercice, lui en proposer d'autres, comme se laver les mains en conscience : « je prends conscience de la force qu'il me faut pour ouvrir le robinet ⏸, j'entends l'eau qui coule ⏸, la température de l'eau sur mes mains ⏸, l'odeur du savon ⏸, je prends conscience de la douceur du savon sur mes mains ⏸, l'eau qui rince mes mains ⏸, de la force qu'il me faut pour fermer le robinet d'eau ⏸, la douceur ou le rugueux de la serviette avec laquelle je m'essuie les mains. »* ⏸
>
> *Ou faire une marche consciente : « je sors du collège et je marche tranquillement ⏸, en laissant venir à ma conscience les sons ⏸, comme les voix des autres élèves ⏸, le bruit des voitures ⏸, peut-être les chants des oiseaux ⏸, je ressens le souffle du vent sur mon visage,* ⏸ *ou le soleil* ⏸*, ou la pluie* ⏸*, peut-être qu'il y a des odeurs* ⏸*, je prends conscience de ce que je vois* ⏸*, les couleurs des vêtements* ⏸*, des arbres* ⏸*, des immeubles* ⏸*, le poids de mon sac sur l'épaule. »* ⏸
>
> *Proposez plusieurs situations où l'adolescent va pouvoir faire les choses en conscience avec ses cinq sens : ce que je vois, ce que j'entends, ce que je sens, ce que je ressens, et le contact sous mes pieds, mes doigts.*
>
> *Le jeune patient doit choisir un exercice avant de partir et le faire une fois par jour. Et surtout être dans la curiosité de ce que cela lui apporte.*

VIVRE OU MOURIR

Chapitre 23 | Enfant | Ado

Le suicide est souvent un sujet tabou, et fait souvent peur aux adultes. Pourtant, les idées suicidaires font partie de l'univers des enfants et encore plus des adolescents.

Parfois, ils ressentent le besoin d'en parler. Parfois, ils arrivent en ayant déjà fait une tentative.

Pour ma part, avant de commencer un travail avec l'enfant ou l'adolescent, j'ai besoin de mettre une sécurité en passant un contrat avec les parents. À savoir que si après la séance, j'ai des doutes sur leur enfant, je leur demande de l'amener directement aux urgences psychiatriques.

Avant de démarrer la séance, je propose à l'enfant ou l'adolescent, deux échelles. Sur une échelle de 0 à 10 comment évalue-t-il la partie de lui qui veut mourir ? 10 correspondant à l'envie la plus forte de mourir. Et sur l'échelle qui correspond à la partie de lui qui veut vivre, comment l'évalue-t-il ? 10 correspondant à l'envie la plus forte de vivre.

Demandez à l'enfant ou à l'adolescent de prendre une position confortable pour lui, assis ou allongé au sol.

Enchaînez avec la détente du corps (voir en page 13).

La séance commence

Tu te mets en contact avec la partie de toi qui ne veut plus vivre. ⏸ Qu'est-ce que cette partie a besoin de dire ? ⏸ Tu la laisses s'exprimer sans analyse, ni jugement, ⏸ sans l'interrompre. ⏸

Qu'est-ce qui est trop lourd pour elle ? ⏸ Qu'est-ce qu'elle ne veut plus ?

⏸

Est-elle prête à quitter les personnes qui t'entourent ? ⏸ À ne plus faire du sport, ⏸ aller au cinéma. ⏸ *[À compléter avec ce que vous connaissez de l'univers de l'enfant ou de l'adolescent.]*

⏸

Tu remercies cette partie et tu la laisses partir.

⏸

Maintenant, tu te mets en contact avec la partie de toi qui veut vivre. ⏸ Qu'est-ce que cette partie a besoin de dire ? ⏸ Tu la laisses s'exprimer sans analyse, ni jugement, ⏸ sans l'interrompre. ⏸

Cette partie qui aime faire du sport, ⏸ danser, ⏸ sortir, ⏸ se baigner, ⏸ aller en vacances avec tes cousins. ⏸ *[À compléter avec ce que vous connaissez de l'univers de l'enfant ou de l'adolescent.]*

⏸

Tu remercies cette partie et tu la laisses partir.

⏸

Maintenant, tu te mets en contact avec tes deux parties. ⏸ Celle qui veut mourir, ⏸ celle qui veut vivre.

⏸

Et tu vas les laisser prendre leur juste place.

⏸

Puis tranquillement, tu reprends une respiration plus tonique, ⏸ plus dynamique.

⏸

Et quand tu te sens prêt(e) tu ouvres les yeux. ⏸

Refaire une échelle, si l'échelle de la partie qui veut vivre est plus élevée, prendre un engagement avec l'enfant ou l'adolescent, il doit faire tous les jours quelque chose qu'il aime particulièrement : manger une barre chocolatée ; regarder un épisode d'une série qu'il aime tout particulièrement ; écouter pendant 30 min de la musique ; prendre un bain parfumé ; aller marcher ; jouer avec son animal… C'est une façon de le relier à sa pulsion de vie.

Si l'échelle de la partie qui veut mourir est plus élevée, il est primordial que les parents le conduisent aux urgences psychiatriques. Ne pas laisser le jeune patient repartir « seul dans la nature ». Il vaut mieux une consultation pour rien, que de prendre le risque d'un passage à l'acte.

Si le suicide vous fait peur, passez la main tout de suite. Nous ne pouvons pas répondre à toutes les demandes, et connaître ses limites en tant que thérapeute est important.

Pensez aussi à vous entourer de personnes ressources, avec qui vous pourrez échanger, nommer vos résistances ou vos peurs.

LES PROBLÈMES DE POiDS

Chapitre 24 | Enfant | Ado

LA BOULiMiE

Le problème de poids est un problème complexe, mais parfois la simplicité d'une séance aide l'enfant ou l'adolescent à inverser le processus.

On appelle airbag de sécurité, la masse graisseuse qui permet à l'enfant ou l'adolescent de se sentir en sécurité.

Les problèmes de poids peuvent survenir quand l'enfant ou l'adolescent ne trouve pas sa place, la famille ne lui laisse pas prendre sa place, c'est une manière pour lui de s'imposer.

Les problèmes peuvent survenir aussi après une agression, sexuelle ou pas, dans ce cas commencez par la séance La bulle de protection en *page 39.*

Proposez à l'enfant ou l'adolescent, de mettre en place dans son quotidien la séance des actes conscients (boire un verre d'eau, marcher, se laver les mains), avant de mettre en place se nourrir de manière consciente.

MA PLACE

Demandez à l'enfant ou à l'adolescent de prendre une position confortable pour lui, assis ou allongé au sol. Enchaînez avec la détente du corps (voir en page 13).

La séance commence

Tu vas retourner une de tes mains, paume vers le plafond. ⏸ Dans cette main, tu y mets la partie de toi qui n'ose pas prendre sa place. ⏸ Ou la place que ta famille ne te donne pas. ⏸

Écoute ce que cette partie de toi a à te dire. ⏸ Laisse-la te dire ses peurs. ⏸ Ses doutes. ⏸ Ses craintes. ⏸ Ou tout autre chose.

⏸

Maintenant que tu l'as bien écoutée, ⏸ tu vas la remercier.

⏸

Tu retournes ton autre main, paume vers le plafond. ⏸ Dans cette main, tu y mets la partie de toi qui veut prendre toute sa place. ⏸ La place qui te revient. ⏸ Ta place. ⏸

Écoute ce que cette partie de toi a à te dire. ⏸ Sa force. ⏸ Peut-être sa confiance.

⏸

Maintenant que tu l'as bien écoutée, ⏸ tu vas la remercier.

⏸

Et tu vas réunir tes deux mains, paume contre paume. ⏸ Pour que chaque partie prenne sa juste place. ⏸ Sans que l'une soit plus forte que l'autre.

⏸

Elles sont toutes les deux à leur place. ⏸ Comme toi tu es à ta place. ⏸ Et à partir de maintenant, tu peux te donner toute la place. ⏸ La place à laquelle tu as droit. ⏸ Ta place. ⏸ Ta juste place.

⏸

Cette place que tu vas garder à l'intérieur de toi. ⏸ Comme un trésor. ⏸ Et même si tu es le/la seul(e) à la voir, c'est ta place. ⏸

Puis quand tu te sens prêt(e), tu bouges ton corps. ⏸ Et quand c'est bon pour toi, tu ouvres les yeux. ⏸

MANGER EN CONSCIENCE

Demandez à l'enfant ou à l'adolescent de prendre une position confortable pour lui, assis ou allongé au sol. Enchaînez avec la détente du corps *(voir en page 13)**.*

La séance commence

Tu vas allumer ta télé intérieure. Ton écran mental, et tu vas laisser venir le film d'un de tes repas. ⏸

Tu sais un de ces repas où tu as mangé tout et n'importe quoi. ⏸ Où tu as dévoré tout ce que tu as trouvé dans le frigo, ⏸ les placards. ⏸

Tu regardes ce film se dérouler, sans analyse, ni jugement, car c'est la dernière fois où tu es l'acteur(trice) d'un tel film. ⏸

Tu te vois te goinfrer de sucré. ⏸ De salé. ⏸ Tout ce mélange. ⏸ Sans saveur. ⏸ Sans plaisir. ⏸

Puis tu dis STOP.

⏸

STOP à avaler tout et n'importe quoi. ⏸ STOP à ne pas avoir de plaisir. ⏸ STOP à ne sentir aucune saveur aux aliments. ⏸

Et à la place du film, ⏸ tu vas voir un énorme panneau STOP, comme ceux que tu vois sur le bord de la route.

⏸

Tu vas en faire une photo mentale de ce STOP. ⏸ Et tu vas imaginer ce panneau tatoué où tu veux sur ton corps, ⏸ pour te souvenir de ce que tu veux vraiment.

⏸

Maintenant, tu vas te voir rentrer chez toi après l'école. ⏸

Tu prends le temps de t'interroger. ⏸ As-tu envie de salé ? ⏸ De sucré ? De quoi ton corps a besoin ? ⏸ Et quand tu as ta réponse ⏸

⏸

Tu vas volontairement vers le frigo, le placard ou la corbeille de fruits. ⏸ Tu choisis ce dont ton corps a besoin. ⏸ Et tu le manges tranquillement. ⏸ Bouchée après bouchée. ⏸ En savourant pleinement.

⏸

Tu retrouves le goût. ⏸ Le plaisir de manger. ⏸ De manger la juste quantité. ⏸ Ni trop. ⏸ Ni trop peu. ⏸ La juste quantité dont ton corps a besoin, ⏸ pour avoir de l'énergie, ⏸ faire du sport, ⏸ étudier, ⏸ t'amuser.

⏸

Et ton corps est tellement content, ⏸ que tu l'écoutes, ⏸ que tu lui donnes la juste quantité dont il a besoin. ⏸ Qu'il te remercie en gagnant en légèreté. ⏸

Sans régime. ⏸ Sans privation. ⏸ Juste en écoutant ce dont ton corps a besoin. ⏸ Parfois en mangeant un peu plus, ⏸ sans culpabilité. ⏸ Mais le plus souvent en mangeant la juste quantité dont tu as besoin.

⏸

Sans effort, ⏸ de manière aussi simple et naturelle que ta respiration. ⏸ Respiration qui devient plus tonique, ⏸ plus dynamique. ⏸ Et tranquillement tu remobilises ton corps. ⏸

En acte symbolique, l'adolescent peut imprimer des panneaux STOP, qu'il colle sur la porte du frigo, le placard à biscuits, derrière la porte des toilettes… Chaque fois qu'il colle un panneau, il demande à son inconscient de l'aider à mieux manger (et pas à moins manger).

Vous pouvez aussi proposer à l'adolescent, de se visualiser en train de manger avant de manger, d'anticiper ce moment.

Puis, lorsqu'il passe à table, avant de porter sa fourchette à la bouche, de sentir les odeurs de son assiette, les couleurs et la forme des aliments, les voix des personnes avec qui il partage son repas. De mettre sa fourchette à la bouche, et de laisser venir les saveurs dans son palais. De poser sa fourchette et de mâcher lentement, une fois qu'il a bien mâché, d'avaler, et seulement à ce moment-là, de reprendre sa fourchette. Manger en conscience.

L'adolescent mangera moins qu'habituellement. Lui proposer aussi de réduire la quantité dans son assiette, ou de prendre une assiette plus petite, de ne pas se resservir de suite, d'interroger son corps et s'il en veut encore à ce moment-là, de se resservir.

Cela paraît évident, mais pris dans le quotidien, les adolescents et leurs parents ne font pas suffisamment attention à tout cela. Et parfois, retrouver les sensations du corps fait la différence.

AVALER SES ÉMOTiONS

Demandez à l'enfant ou à l'adolescent de prendre une position confortable pour lui, assis ou allongé au sol. Enchaînez avec la détente du corps (voir en page 13).

La séance commence

Tu laisses venir à ta conscience des moments d'émotions très fortes que tu n'as pas su ou pu exprimer.

⏸

Tu vas commencer par des moments de colère. ⏸ Lorsque tu as ressenti de la colère que tu n'as pas pu exprimer, ⏸ et qu'à la place, tu t'es dirigé(e) vers le frigo ou le placard à galettes. ⏸

⏸

Qu'as-tu ressenti après avoir mangé ? ⏸ Moins de colère ? ⏸ Autant de colère ? ⏸ Plus de colère ?

⏸

Et que pourrais-tu faire de différent la prochaine fois ? ⏸

L'exprimer cette colère à la personne concernée. ⏸ La faire disparaître dans ton souffle. ⏸ La crier. ⏸ L'écrire. ⏸ Ou toute autre solution qui sera ta solution. ⏸

Tu laisses ton inconscient te montrer comment ne plus avaler ta colère.

⏸

Tu retrouves, maintenant, des moments où tu as ressenti de la tristesse. ⏸ Une tristesse que tu n'as pas pu dire. ⏸ Où à la place, tu t'es dirigé(e) vers le frigo ou le placard à galettes.

⏸

Qu'as-tu ressenti après avoir mangé ? ⏸ Moins de tristesse ? ⏸ Autant de tristesse ? ⏸ Plus de tristesse ? ⏸

⏸

Et qu'est-ce que tu pourrais faire de différent la prochaine fois ? ⏸

Dire ce sentiment de tristesse à la personne concernée. ⏸ Pleurer. ⏸ L'écrire. ⏸ Ou toute autre solution qui sera ta solution. ⏸

Tu laisses ton inconscient te montrer comment ne plus manger ta tristesse.

⏸

Tu penses, maintenant, des moments où tu as ressenti de la peur. ⏸ Une peur que tu n'as pas pu laisser sortir. ⏸ Où à la place, tu t'es dirigé(e) vers le frigo ou le placard à galettes.

⏸

Qu'as-tu ressenti après avoir mangé ? ⏸ Moins de peur ? ⏸ Autant de peur ? ⏸ Plus de peur ?

⏸

Et que pourrais-tu faire de différent la prochaine fois ? ⏸

Parler de ta peur avec une personne de confiance. ⏸ La faire disparaître dans ton souffle. ⏸ La crier. ⏸ L'écrire. ⏸ Ou toute autre solution qui sera ta solution. ⏸

Tu laisses ton inconscient te montrer comment ne plus dévorer ta peur.

⏸

Voilà, tu as expérimenté les trois émotions qui te font te jeter sur la nourriture. ⏸ Ces émotions fortes sont souvent niées, ⏸ muselées. ⏸

Et plutôt que de les exprimer, tu as appris à les avaler. ⏸ Et pour faire passer ces émotions, tu les as accompagnées de chocolat, ⏸ bonbons, ⏸ gâteaux, ⏸ pizza. ⏸

Maintenant que ton inconscient t'a montré d'autres solutions. ⏸ Tu vas pouvoir exprimer ces émotions de manière positive pour toi. ⏸ En te respectant. ⏸ Et en respectant les autres. ⏸

Tu as le choix. ⏸ Soit de continuer à les avaler. ⏸ Soit de les exprimer de manière positive.

⏸

Tu reprends une respiration plus dynamique, plus tonique. ⏸ Tu bouges ta tête. Tes mains. ⏸ Tes pieds. ⏸ Tu ouvres les yeux, prêt(e) à exprimer tes émotions en toute sécurité. ⏸

L'ANOREXIE

L'anorexie est un sujet sérieux. La relaxation est une aide, mais il faut un suivi médical. Vous devez vous assurer que l'adolescent a bien cet accompagnement, et éventuellement vous mettre en relation avec le médecin qui le suit.

Quelques pistes de travail : le schéma corporel, l'image du corps, la confiance, l'estime de soi, les automassages. Et des séances de ce livre : la bulle de protection page 39, la lettre du futur page 111, la pièce ressource page 23, la gomme magique page 27, l'exercice d'élimination page 67, les actes conscients page 71, vivre ou mourir page 73.

Demandez à l'adolescent de prendre une position confortable pour lui, assis ou allongé au sol.

Enchaînez avec la détente du corps (voir en page 13).

La séance commence

Tout en gardant ta respiration calme et détendue. ⏸

Tu vas voir devant toi une machine. ⏸ Une machine à remonter et à avancer le temps. ⏸

Tu vas monter dans cette machine. ⏸ Et quand tu es prêt(e), tu vas appuyer sur la touche **RETOUR EN ARRIÈRE ◀◀**. ⏸

Et tu vas retrouver l'enfant que tu as été. ⏸ Dans toute sa force. ⏸ Sa joie. ⏸ Sa bonne humeur. ⏸ Son côté joueur. ⏸ Ses projets. ⏸

Tu vas retrouver des souvenirs heureux. ⏸ Quand tu faisais des cabrioles. ⏸ Tu sautais à la corde. ⏸ Tu pratiquais le sport que tu aimais.

⏸

L'enfant que tu as été. ⏸ Va te faire un cadeau pour ton présent. ⏸

Une fois que tu as reçu ton cadeau, tu remercies l'enfant que tu as été.

⏸

Puis, tu remontes dans la machine. ⏸ Et quand tu es prêt(e), tu vas appuyer sur la touche **VOYAGE DANS LE FUTUR ▶▶**. ⏸

Là, tu rencontres le/la futur(e) adulte que tu vas devenir. ⏸ Épanoui(e). ⏸ Heureux(euse). ⏸ Un(e) adulte ayant effacé tous les programmes du passé. ⏸ Un(e) adulte qui a installé de manière pérenne des programmes de santé, ⏸ bien-être, ⏸ joie, ⏸ légèreté, ⏸ force, ⏸ confiance, ⏸ protection, ⏸

puissance, ⏸ sécurité ⏸ et bien d'autres qu'il/elle est la seule à connaître. ⏸ Avec toi maintenant.

⏸

Cet(te) adulte va te faire un cadeau pour ton présent. ⏸

Une fois que tu as reçu ton cadeau, tu remercies l'adulte que tu seras.

⏸

Puis, tu remontes dans la machine. ⏸ Et quand tu es prêt(e), tu vas appuyer sur la touche **PRÉSENT ▸**. ⏸

Présents que tu as reçus. ⏸ Présent que tu vis. ⏸ Je te laisse découvrir tes deux cadeaux ⏸ et en retirer tout ce que tu dois en retirer.

⏸

C'est riche de cette expérience, que tranquillement tu bouges ta tête. ⏸ Tes mains. ⏸ Tes pieds. ⏸ Et quand c'est bon pour toi, tu ouvres les yeux. ⏸

LE DiVORCE

Chapitre 25 | Enfant | Ado

TU ES L'ENFANT DE L'AMOUR

Je me suis aperçue que les enfants et les adolescents, lorsque leurs parents se séparaient quand ils sont très jeunes, n'avaient pas conscience que leur conception datait neuf mois avant leur naissance. Ce qui induit chez eux, la croyance qu'ils ne sont pas les enfants de l'amour, puisque leurs parents se sont séparés quand ils avaient quelques mois voire un an.

Avec les adolescents, il suffit de leur expliquer qu'ils n'ont pas été conçus le jour de leur naissance, mais neuf mois auparavant, et que neuf mois auparavant leurs parents étaient amoureux et qu'ils sont donc bien des enfants de l'amour. Souvent le fait de le verbaliser suffit à leur faire lâcher la croyance qu'ils ne sont pas des enfants de l'amour.

Avec les plus jeunes, je leur raconte l'histoire de leur naissance. Le but de cette séance est de restaurer l'image du couple parental et effacer la croyance que l'enfant n'est pas le fruit de l'amour.

Demandez à l'enfant de prendre une position confortable pour lui, assis ou allongé au sol.

Enchaînez avec la détente du corps (voir en page 13).

La séance commence

Je vais te raconter une histoire. ⏸ Une histoire que tu connais déjà. ⏸ Car cette histoire est inscrite dans ton corps. ⏸ Tes gènes. ⏸ Au cœur même de tes cellules.

⏸

Il était une fois, ⏸ un homme et une femme. ⏸ Cet homme et cette femme s'aimaient tellement qu'ils décidèrent d'avoir un enfant. ⏸

Et c'est tout heureuse, qu'un matin ou un soir, la femme apprit à son mari qu'ils allaient avoir un bébé. ⏸

L'homme prit sa femme dans ses bras et la serra tendrement contre son cœur. ⏸

Pendant les neuf mois où la femme « fabriquait » leur bébé. ⏸ L'homme et la femme ont cherché un prénom. ⏸ Ils se sont demandé à qui il ou elle ressemblerait. ⏸ Quel sport il ou elle allait aimer. ⏸

Tous les deux étaient en admiration devant ce ventre qui s'arrondissait, en sachant qu'à l'intérieur était caché le fruit de leur amour. ⏸

Et à l'intérieur de ce ventre, leur enfant prenait toute la place qui lui revenait. ⏸ Il faisait des cabrioles, ⏸ des roulades, ⏸ Donnait des coups de pied, ⏸ des coups de main. ⏸ Pour dire : « coucou je suis là… J'ai hâte de vous rencontrer… »

Et chaque fois, cela faisait rire l'homme et la femme. ⏸ Ils étaient sûrs que leur enfant leur faisait un signe. ⏸ Cet(te) enfant qu'ils aimaient déjà très très fort. ⏸ Car c'était l'enfant de leur amour. ⏸

Puis ce fut le moment pour l'enfant de rencontrer ses parents. ⏸ De venir au monde. ⏸ De naître. ⏸

Les parents furent éblouis et heureux de tenir enfin le fruit de leur amour dans leur bras. ⏸ Leur enfant. ⏸

Le temps passant. ⏸ L'homme et la femme furent en désaccord. ⏸ Ils commencèrent à se disputer. ⏸ Ils n'eurent plus les mêmes idées. ⏸ Les mêmes envies. ⏸

Un jour, ils décidèrent de se séparer. ⏸ Ils l'expliquèrent à leur enfant qui ne comprit pas tout. ⏸ Car souvent les histoires d'adultes sont compliquées. ⏸

Et l'enfant oublia qu'il était le fruit de l'amour de cet homme et de cette femme. ⏸ De son père et de sa mère. ⏸ Pourtant chaque fois que l'homme ou la femme regardait l'enfant, ce qu'ils voyaient c'était l'enfant de leur amour. ⏸ Et qu'il resterait toujours l'enfant de leur amour. ⏸ Même s'ils ne vivaient plus ensemble.

⏸

Cette histoire, ⏸ tu l'as peut-être oubliée. ⏸ Pourtant c'est ton histoire. ⏸ Tu es l'enfant de l'amour de ton papa et de ta maman. ⏸

Maintenant, ⏸ que tu l'as de nouveau entendue, tu ne l'oublieras plus. ⏸ Tu es l'enfant de l'amour de ton papa et de ta maman. ⏸ Tu es l'enfant de l'amour. ⏸

Et c'est rempli de cette certitude, que tranquillement tu bouges ton corps. ⏸ Et quand tu es prêt(e), tu ouvres les yeux. ⏸

Bonjour, enfant de l'amour !

INTÉGRER LA SÉPARATION

Cette séance est issue de la PNL, elle permet aux enfants d'intégrer le schéma parental qui a changé.

L'enfant, et même l'adolescent, aura toujours la nostalgie de la famille « idéale » : papa-maman et moi sous le même toit. Même s'il comprend que l'amour n'est plus là, il reste, en lui, toujours ce fol espoir, que pour ses parents à lui, cela va être différent.

Demandez à l'enfant de prendre une position confortable pour lui, assis ou allongé au sol.

Enchaînez avec la détente du corps (voir en page 13).

La séance commence

Tu vas imaginer devant toi un écran de cinéma. ⏸ Sur cet écran va apparaître une photo. ⏸ Sur cette photo, tu vas te voir avec tes parents.

⏸

Maintenant cette image va devenir toute petite. ⏸ Et elle va s'installer dans un coin de l'écran.

⏸

À la place, vont apparaître deux photos. ⏸ Deux photos, de mêmes dimensions, qui vont prendre toute la place sur l'écran. ⏸

Sur l'une, tu vas te voir avec ta maman. ⏸

Sur l'autre, tu vas te voir avec ton papa. ⏸

Ces deux photos prennent toute la place sur l'écran. ⏸ C'est ta réalité maintenant.

⏸

Puis les deux photos vont devenir toutes petites. ⏸ Et la première va de nouveau prendre toute la place sur l'écran. ⏸

Puis elle va se réduire à la taille de timbre-poste. ⏸

Et les deux autres photos vont de nouveau prendre toute la place. ⏸ Ce sont les photos de ta nouvelle vie. ⏸

Puis de nouveau, la photo où vous êtes tous les trois va prendre la taille de l'écran. ⏸

Puis elle va se réduire à la taille de grain de sable. ⏸

Les deux autres photos, toi et ta mère, toi et ton père, vont prendre toute la taille de l'écran. ⏸ Voilà, maintenant ces deux photos représentent ta nouvelle vie.

⏸

Et très vite, tu vas acquérir un nouvel équilibre. ⏸ Tu vas trouver de nouveaux repères. ⏸ De nouvelles capacités qui vont te permettre de rebondir. ⏸ Et d'avancer dans ta vie. ⏸

Tranquillement tu remobilises ton corps, en bougeant ta tête. ⏸ Tes mains. ⏸ Tes pieds. ⏸ Et quand tu te sens prêt(e), tu ouvres les yeux. ⏸

DiRE AU REVOiR

Cette séance va permettre à l'enfant de dire au revoir quand cela n'a pas pu se faire : au revoir à l'ancienne maison, à l'ancienne école, aux amis...

Faites verbaliser l'enfant pour savoir ce qui est le plus pertinent pour lui : la maison, l'école, les amis, une activité sportive ou autre, un quartier...

À vous de faire les changements pour que la séance soit adaptée à la perte de l'enfant, là je vous donne comme exemple la maison.

Demandez à l'enfant de prendre une position confortable pour lui, assis ou allongé au sol.

Enchaînez avec la détente du corps *(voir en page 13)**.*

La séance commence

Tu vas t'imaginer dans ton ancienne maison. (II) Tu revois les pièces. (II) Leurs couleurs ou leurs tapisseries. (II)

Les meubles. (II) Les décorations. (II) Les tableaux. (II) Les lampes. (II) Les tapis. (II)

Tu regardes par les fenêtres. (II) Et tu vois de nouveau ce que tu y voyais. (II)

Tu retrouves les odeurs qui appartiennent à cette maison.

(II)

Tu vas commencer par la pièce que tu veux. (II) Et tu vas te voir au milieu de cette pièce. (II) Et soit à voix haute, soit dans le silence de ton cœur, tu vas lui dire merci et au revoir.

(II)

Puis tu vas dans une autre pièce. (II) Et tu remercies aussi cette pièce et tu lui dis au revoir.

(II)

Je te laisse aller de pièce en pièce pour les remercier et leur dire au revoir. (II)

Regardez bien l'enfant, les signaux de son corps et quand vous le sentirez revenir au calme, vous reprenez la parole.

(II)

Voilà, maintenant que tu as dit au revoir à ton ancienne maison et que tu l'as remerciée. (II) Elle va pouvoir prendre soin d'une autre famille.

(II)

Tout comme ta nouvelle ou tes nouvelles maisons vont prendre soin de toi. (II)

Tu reprends une respiration plus tonique, plus dynamique. (II) Et quand tu te sens prêt(e), tu ouvres les yeux. (II)

LA FAMiLLE RECOMPOSÉE

Chapitre 26 | Enfant | Ado

Il n'est pas facile pour un enfant de voir un autre homme prendre la place de son papa, ou une autre femme prendre la place de sa maman.

Ce qui va de soi pour le parent amoureux est un vrai chamboulement pour l'enfant, qui parfois doit en plus accepter l'enfant ou les enfants de l'intrus(e), et même un demi-frère ou une demi-sœur. Pas facile, dans tout ça de trouver sa place, de se sentir encore aimé et de grandir. Tout comme il est difficile pour le nouvel enfant de trouver sa place avec une fratrie d'un autre lit. Des rivalités peuvent poindre de chaque côté, des « anciens » enfants et du ou des « nouveaux » enfants.

Il est intéressant de faire faire un arbre généalogique à l'enfant ou l'adolescent. Pour qu'il puisse bien visualiser sa place. Lui faire prendre conscience qu'il est bien issu du couple de ses géniteurs. Le relier aussi à un autre homme de la famille quand le père est absent ou défaillant, ou à une autre femme quand c'est la mère.

LA SÉPARATiON

Il est utile de rappeler à l'enfant que le couple parental ne disparaît pas avec la séparation. À intégrer dans les séances, ou avant les séances, selon la situation familiale de l'enfant, en disant, par exemple :

Aujourd'hui ce couple amoureux n'existe plus… Mais le couple parental, lui, existe toujours… Le couple parental, c'est le couple papa/maman…

Ton papa et ta maman seront toujours ton papa et ta maman… Même quand tu seras plus vieux et que tu auras des enfants, ce couple-là existera toujours…

Demandez à l'enfant de prendre une position confortable pour lui, assis ou allongé au sol.

Enchaînez avec la détente du corps (voir en page 13).

La séance commence

Et maintenant que ta respiration est calme, détendue, tranquille, je vais te raconter une histoire.

⏸

Petit Pierre vient de naître.

Maman et Papa sont autour de lui.

Puis viennent la maman et le papa de maman avec un cadeau pour Petit Pierre, un gros chat en peluche.

Puis c'est au tour de la maman et du papa de Papa de venir admirer Petit Pierre. Et ils offrent à Petit Pierre, un gros chien en peluche.

Petit Pierre grandit dans l'amour de sa Maman et de son Papa. Et dans l'amour de ses mamies et papis.

⏸

Quand Petit Pierre va chez la maman et le papa de sa Maman, il regarde des photos de la maman et du papa de sa mamie.

Et aussi des photos de la maman et du papa de son papi. Cela fait toujours rire Petit Pierre, car ils ont de drôles d'habits.

⏸

Quand Petit Pierre va chez la maman et le papa de son Papa, c'est pareil, il regarde en riant les photos de la maman et du papa de sa mamie.

Et les photos de la maman et du papa de son papi. Qu'ils sont drôles avec leur moustache et leur coiffure si bizarres !

⏸

Petit Pierre a maintenant six ans, et entre Maman et Papa, il y a de gros nuages. Papa crie souvent et Maman pleure souvent. Ou alors c'est Maman qui crie et Papa qui boude devant la télévision.

Petit Pierre lui se console entre son chat et son chien en peluche, ses deux amis, ses deux confidents.

⏸

Aujourd'hui Maman et Papa expliquent à Petit Pierre qu'ils vont déménager. Que Petit Pierre a beaucoup de chance car il va avoir deux chambres ! Une dans la maison de Maman, et une dans la maison de Papa. C'est chouette d'avoir deux chambres. ⏸

Mais Petit Pierre n'est pas content du tout, car Petit Pierre a très bien compris qu'avoir deux chambres cela voulait dire : divorcer. Et Petit Pierre n'a pas envie de DIVORCER, lui ! Alors ce n'est pas chouette du tout ! Petit Pierre ne veut pas avoir deux chambres. Il en veut qu'une, la sienne dans la maison de Maman et Papa !

⏸

Mais voilà, les parents quand il y a trop de nuages entre eux, ils font tout pour retrouver le soleil. Et pour les parents retrouver le soleil, c'est se séparer. Divorcer.

⏸

Alors Petit Pierre est bien obligé d'avoir deux chambres. ⏸ Une chez Maman. ⏸ Et une chez Papa. ⏸

Et Petit Pierre grandit dans ses deux maisons, toujours dans l'amour de ses parents. Maman ne pleure plus. Papa ne crie plus. Et Petit Pierre recommence à sourire et à trouver la vie belle.

⏸

Et puis Petit Pierre a toujours ses mamies et papis. Chez eux, il a toujours la même chambre, toujours les mêmes photos qui font tant rire Petit Pierre. ⏸

Et son chat et son chien, eux, sont toujours là. Toujours là pour lui, pour écouter tout ce que Petit Pierre a sur le cœur.

⏸

Aujourd'hui, Maman a la tête ailleurs. Elle rit comme une petite fille. Elle a dit à Petit Pierre qu'au dessert, il y aurait une surprise. ⏸

Petit Pierre pense à un gros gâteau au chocolat. Ou alors à de la glace à la fraise, ou bien à de la mousse au chocolat. Petit Pierre en a déjà le goût à la bouche. ⏸

Mais voilà qu'au dessert, il n'y a que des yaourts. ⏸ Ceux qui sont si bons pour aider les enfants à grandir. ⏸

Mais elle est où la surprise ? ⏸ Tiens, on sonne à la porte ? Maman n'a quand même pas commandé une pizza en dessert ? ⏸

Petit Pierre n'a pas le temps de se lever que Maman est déjà à la porte, toute rouge. Elle ouvre la porte à un monsieur, et elle rit toujours comme une petite fille. ⏸

Maman présente Jules à Petit Pierre. Elle dit que Jules, c'est un copain. Mais Petit Pierre a très bien compris que copain, cela voulait dire amoureux. Parce que Maman regarde Jules comme Emma regarde Petit Pierre à l'école. Et Emma, c'est l'amoureuse de Petit Pierre, alors ! ⏸

D'ailleurs Maman et Jules parlent d'une plage très très belle où ils pourraient tous aller en vacances. ⏸ Dans un camping, avec piscine et manèges, où ils pourraient tous bien s'amuser. ⏸

Petit Pierre a très envie de cela, mais et Papa ? ⏸ Il va rester tout seul dans sa maison ? ⏸ Petit Pierre croit qu'il ne doit pas parler de son Papa, mais rien que de penser à lui, il a envie de pleurer.

⏸

Quand Petit Pierre va dans la maison de Papa, il n'est pas bien, car il ne sait pas s'il doit parler des vacances. ⏸ Et surtout il ne sait pas s'il doit parler du copain de Maman. ⏸ Même son chat et son chien ne savent pas quoi dire à Petit Pierre pour l'aider.

⏸

Petit Pierre est triste. ⏸ Il est triste chez Maman. ⏸ Il est triste chez Papa. ⏸

Même Emma son amoureuse ne le fait plus sourire. ⏸ Même la maîtresse voit que Petit Pierre est triste. ⏸ Aussi elle demande à Petit Pierre ce qui ne va pas. Elle sait que Petit Pierre a deux maisons. ⏸

Alors Petit Pierre raconte tout à la maîtresse, les vacances, le copain. Et la maîtresse, elle en parle à la Maman de Petit Pierre avec l'accord de Petit Pierre. ⏸

La Maman de Petit Pierre est bien embêtée, car elle n'a pas vu que Petit Pierre était triste. ⏸ Pourtant, c'est normal que Petit Pierre se sente triste pour son Papa. ⏸

Alors Maman dit à Petit Pierre qu'il faut toujours qu'il lui dise quand il se sent triste. C'est vrai qu'elle aurait dû parler avec le Papa de Petit Pierre, pour que Petit Pierre ne se sente pas comme un menteur en face de son Papa. ⏸ Maman demande à Petit Pierre de venir lui parler chaque fois qu'il en a besoin, ou chaque fois qu'une situation le rend triste.

⏸

Petit Pierre est soulagé maintenant car son Papa est au courant pour le copain de Maman. ⏸

Ce week-end, Petit Pierre va chez son Papa. Papa lui parle comme à un homme. Papa lui dit qu'aujourd'hui, c'est Maman qui a un copain. Que peut-être ce Jules va venir s'installer avec lui et sa maman ? ⏸ Et que lui le Papa de Petit Pierre est content pour la Maman de Petit Pierre. ⏸

Papa dit aussi avec un grand sourire que demain, c'est peut-être lui, le Papa de Petit Pierre qui va rencontrer une copine. ⏸

Et que peut-être cette copine aura des enfants. ⏸ Et que du coup, Petit Pierre aura peut-être des presque demi-frères, et peut-être des presque demi-sœurs.

⏸

Et au grand sourire de papa, Petit Pierre se dit que ce peut-être est peut-être bien pour demain. ⏸

Voilà, ainsi va, parfois, la vie des adultes. ⏸ Mais ce qui est sûr et certain, c'est qu'un papa et une maman aiment toujours leur enfant. ⏸

Comme toi, ton papa et ta maman t'aiment très fort.

⏸

Et c'est en gardant cette certitude que ton papa et ta maman t'aiment très fort, ⏸ que tranquillement tu reprends une respiration plus tonique, ⏸ plus dynamique. ⏸ Et quand c'est bon pour toi, tu ouvres les yeux. ⏸

TA PLACE DANS TA FAMiLLE

Avant cette séance, proposez à l'enfant ou à l'adolescent de faire son arbre généalogique.

Demandez à l'enfant ou à l'adolescent de prendre une position confortable pour lui, assis ou allongé au sol.

Enchaînez avec la détente du corps (voir en page 13).

La séance commence

Comme tu l'as écrit sur ton arbre, tu es né(e) de l'amour de *[dire les prénoms des parents]*. ⏸

Tes parents avant d'être ensemble ont déjà eu des enfants. ⏸

Et tu te retrouves avec un ou des demi-frères, ⏸ une ou des demi-sœurs. ⏸

Tu ne te reconnais peut-être pas dans ces frères et sœurs. ⏸ Tu as le droit.

⏸

Même si vous avez le même père ou la même mère, ⏸ vous êtes totalement différents. ⏸

Cette différence peut parfois être positive ⏸ et par moments, cette différence peut être douloureuse pour toi.

⏸

Le plus important est de prendre ta place dans ta famille. ⏸ Sans rien attendre. ⏸ Être juste toi.

⏸

Tu ne peux pas ressentir le même amour que ton père (ou ta mère) ressent pour son ou ses enfants. ⏸ Tu les aimeras ou pas et, quoi qu'il se passe en toi, ce sera juste.

⏸

Toi c'est toi. ⏸ Et eux c'est eux. ⏸ Même si vous êtes issus d'un même parent. ⏸

Tu as toute ta place. ⏸ Comme eux ont toute leur place. ⏸

Mais toi c'est toi. ⏸ Et eux c'est eux.

⏸

Tu sais, ⏸ parfois il est difficile pour un enfant de voir son parent amoureux d'une autre personne. ⏸ Et cela a pu être mal vécu par les enfants d'un premier amour. ⏸ Et encore plus de voir arriver un autre enfant. ⏸ Toi. ⏸

Mais toi, tu n'es pas responsable de cela. ⏸ D'ailleurs personne n'est responsable de cela. ⏸ Cela fait partie de la vie.

⏸

Parfois, les couples durent longtemps. ⏸ Et parfois pas. ⏸ C'est comme cela.

⏸

Mais vous êtes tous des enfants de l'amour. ⏸ Des amours différentes certes. ⏸ Mais des enfants de l'amour. ⏸ Et c'est cela le plus important.

⏸

Et c'est rempli de cette certitude, que tranquillement tu reprends une respiration plus tonique, plus dynamique. ⏸ Tu bouges ton corps et quand tu es prêt(e), tu ouvres les yeux. ⏸

L'ANiMAL TOTEM

Chapitre 27 | Enfant | Ado

1ÈRE SÉANCE

Pour cette séance, j'utilise le magnifique jeu de cartes Les Cartes Médecine *de David Carson, diffusé sur le site internet des éditions Le Souffle d'Or. Ces cartes sont très inspirantes, autant pour les enfants que les adolescents et vont leur permettre de découvrir leur animal totem.*

Cette séance va permettre à l'enfant ou à l'adolescent de récupérer la force de l'animal représenté sur la carte qui a été tirée. Les cartes sont mises à l'envers et c'est l'inconscient de l'enfant ou de l'adolescent qui choisit une carte.

Il m'arrive de supprimer certaines cartes, car les animaux représentés peuvent faire peur aux plus petits.

Demandez à l'enfant ou à l'adolescent de prendre une position confortable pour lui, assis ou allongé au sol.

Enchaînez avec la détente du corps *(voir en page 13).*

La séance commence

Tu vas entrouvrir les yeux et, sans réfléchir, laisser ta main prendre une carte.

Tu regardes l'animal qui est venu à toi. (II)

C'est ton animal totem.

⏸

Tu contemples tout ce qu'il y a sur la carte. ⏸ L'animal. ⏸ Ce qui entoure l'image. ⏸ Les couleurs qui sont présentes sur la carte. ⏸

Puis tu fermes les yeux. ⏸ Et tu retrouves tout ce que tu as pu observer sur la carte. ⏸ Tu revois l'image dans son ensemble.

⏸

Ton animal totem vient à ta rencontre. ⏸ Tout doucement, tu le caresses. ⏸ Tu sens sa douceur. ⏸ Sa chaleur. ⏸ Sa fourrure ou ses poils ou ses plumes ou ses écailles. ⏸ *[description en lien avec l'animal qui a été tiré]*

⏸

En toute sécurité, tu vas le suivre dans son univers.

⏸

Il te fait découvrir là où il vit. ⏸ Dans son espace à lui. ⏸ Tu cours aussi vite que lui. ⏸ Ou tu voles aussi haut que lui. ⏸ Tu explores les profondeurs de la mer, d'un lac. ⏸ *[description en lien avec l'animal qui a été tiré]*

⏸

Maintenant qu'il t'a fait découvrir son univers et avant de vous séparer. ⏸ Ton animal totem va te donner son pouvoir. ⏸ Sa force.

⏸

Tu le remercies pour ce cadeau. ⏸ Ce cadeau si précieux. ⏸

Ce cadeau dont tu te serviras à chaque fois que tu en auras besoin. ⏸ Car maintenant en toi, tu as le pouvoir de ton animal totem.

Et c'est en gardant ce pouvoir en toi, que tout doucement, tu rebouges tout ton corps jusqu'à l'ouverture de tes yeux. ⏸

2e SÉANCE

Pour cette séance, c'est l'enfant ou l'adolescent qui choisit son animal totem pour acquérir le pouvoir de l'animal, toujours à partir du jeu de cartes Les Cartes Médecine.

Le faire verbaliser sur ce qu'il recherche chez cet animal. Pourquoi ce choix d'animal ? La force qui lui manque ? Le courage qu'il voudrait avoir ? Sa vitesse ? Sa ruse ? Sa douceur ? Lui faire décrire la carte : ce qui lui plaît, lui déplaît ? Les couleurs et les symboles représentés ? Ce qui l'attire ?

Demandez à l'enfant ou à l'adolescent de prendre une position confortable pour lui, assis ou allongé au sol.

Enchaînez avec la détente du corps (voir en page 13).

La séance commence

Tu retrouves tout ce que tu as pu observer sur la carte. ⏸ Tu revois l'image dans son ensemble.

⏸

Tu vas rentrer dans la carte pour retrouver l'animal totem que tu as choisi. ⏸

Ton animal vient à ton contact. ⏸

Tu le touches avec respect, il est là pour toi. ⏸

Tu sens sa chaleur. ⏸ Sa force. ⏸ Sa puissance. ⏸

Cet animal que tu as choisi. ⏸ Est là pour toi. ⏸ Et tu peux lui confier tes difficultés. ⏸ Tes blocages.

⏸

Ton animal totem va t'emmener sur son dos pour que tu puisses sentir sa puissance. ⏸ Sa force. ⏸ Son pouvoir. ⏸

Tu ne fais plus qu'un avec ton animal totem. ⏸ Tu es lui. ⏸ Il te transfère son pouvoir. ⏸ Sa force. ⏸ *[Reprendre ce qui a été verbalisé par le jeune avant la séance.]*

⏸

Voilà, ton animal totem t'a offert ce que tu es venu(e) chercher chez lui. ⏸ En lui.

⏸

Tu le remercies. ⏸ Et toi aussi tu lui fais un cadeau. ⏸ Le cadeau de te servir de son pouvoir dans ta vie de tous les jours. ⏸

De nourrir cette force. ⏸ Cette puissance.

⏸

C'est en sentant cette force, ⏸ ce pouvoir grandir dans chacune de tes respirations, ⏸ que tu bouges ta tête. ⏸ Tes mains. ⏸ Tes pieds jusqu'à l'ouverture de tes yeux. ⏸

RETROUVER SES RESSOURCES INITIALES

Chapitre 28 | Ado

Cette séance s'adresse aux adolescents qui ont vécu des déménagements non acceptés ou des séparations douloureuses.

L'objectif est d'aller chercher l'enfant ou l'adolescent d'avant, et de lui faire ramener des ressources ou valeurs laissées dans l'ancien lieu, ou liées à des relations passées, pour le présent.

Demandez à l'adolescent de prendre une position confortable pour lui, assis ou allongé au sol.

Enchaînez avec la détente du corps (voir en page 13).

La séance commence

Tu vas, pendant quelques minutes, te concentrer sur ta respiration. ⏸

Ton inspire. ⏸ Ton expire. ⏸

Tu peux aller encore plus loin dans la détente en disant mentalement sur chacune de tes inspirations : je me détends. ⏸ Je me détends de plus en plus profondément. ⏸ Je me détends. ⏸ Je me détends en toute sécurité. ⏸ Je me détends. ⏸

En pensant et en entendant « je me détends », ⏸ ton corps relâche encore plus toutes les tensions inutiles. ⏸

Maintenant, (II) tu vas allumer ta télé intérieure. (II) Ton écran mental. (II) Et tu vas retrouver l'enfant que tu as été dans cette ville. (II) Cette autre région. (II) Ces autres relations. (II) *[Selon ce que le jeune patient aura verbalisé.]*

Ce toi plus jeune va te prendre la main et avec lui/elle. (II) Tu retrouves toutes les ressources, (II) les valeurs (II) que tu avais à cette période. (II)

Ressources et valeurs que tu as toujours eues (II) mais que tu avais laissées de côté (II) ou dans le passé. (II) Ressources et valeurs que tu avais oubliées. (II)

Toujours avec ce toi plus petit, (II) tu vas revivre toutes ces années passées en retrouvant et en restaurant toutes tes ressources, (II) tes valeurs (II) laissées dans le passé. (II) Dans cette autre ville. (II) Cette autre région. (II) Ces autres relations. (II)

Tu laisses ces années défiler. (II) jusqu'à aujourd'hui.

(II)

Tu t'aperçois qu'effectivement (II) ces ressources, (II) ces valeurs, (II) ont toujours été en toi. (II)

Et tu vas les rendre encore plus présentes avec ta respiration. (II)

Tu inspires. (II) Tu expires. (II)

Dans chaque mouvement respiratoire, (II) tu réactives toutes tes ressources, (II) tes valeurs.

(II)

Avec la personne que tu es aujourd'hui, (II) et ce toi plus petit, (II) vous allez apprendre de cette expérience quelque chose de nouveau, (II) de positif, (II) qui va te permettre, à toi l'adolescent que tu es aujourd'hui, de développer une nouvelle confiance en tes capacités à rebondir, (II) à transformer tes expériences, (II) en quelque chose de fort. (II) De nouvelles fondations. (II)

Tranquillement à ton rythme, (II) tu reprends une respiration plus tonique, plus dynamique. (II) Tu remobilises ton corps en bougeant ta tête. (II) Tes mains. (II) Tes pieds. (II) Et quand tu te sens prêt(e), tu ouvres les yeux. (II)

LE RESPECT

Chapitre 29 | Ado

Le respect est une des valeurs qui se perd aujourd'hui. Réapprendre à l'adolescent le respect, en commençant par se respecter, lui permettra de se positionner, et de trouver le positionnement juste pour lui.

Commencez la séance en verbalisant avec l'adolescent, ce que veut dire le respect pour lui. Quelle notion il en a ? Qu'est-ce que cela veut dire pour lui ?

Demandez à l'adolescent de prendre une position confortable pour lui, assis ou allongé au sol.

Enchaînez avec la détente du corps (voir en page 13).

La séance commence

Tu repenses à ce que nous avons dit lors de notre échange sur le respect.

(II)

Peut-être de nouvelles prises de conscience te sont venues. (II) Peut-être rien de nouveau pour toi.

(II)

Là, je vais te demander d'élargir à toi cette notion de respect. (II)

Comment toi, (II) tu te respectes ?

(II)

Est-ce que tu attends que ce soit les autres qui te respectent ? ⏸ Ou bien tu es plus dans le respect des autres ? ⏸

Est-ce que les deux sont incompatibles ? ⏸ Ou bien ces deux notions se nourrissent-elles l'une de l'autre ?

⏸

Le respect commence par toi. ⏸ Si toi, tu te respectes, les autres te respecteront plus facilement. ⏸

C'est ta position interne qui fait la différence.

⏸

Te respecter dans tes choix d'amitiés. ⏸ Ce que tu dois accepter ou pas de l'autre. ⏸

Dans tes choix amoureux. Jusqu'où tu veux aller ? ⏸ Qu'est-ce tu es prêt(e) à faire, ou ne pas faire, par amour ? ⏸

Te respecter, c'est aussi connaître tes limites. ⏸ Dois-tu tout accepter par amitié ou par amour ? ⏸ Même si c'est à ton détriment ?

⏸

Te respecter, c'est aussi écouter la petite voix qui te dit : « N'écoute pas cette personne… » « Ne fais pas cela… » « Ne prends pas ce chemin… »

⏸

Te respecter, c'est trouver le positionnement juste pour toi. ⏸ Le positionnement juste qui te permet d'avancer dans la vie en étant centré(e) sur ton ressenti, à l'écoute de tes besoins.

⏸

Te respecter, c'est aussi affirmer tes choix. ⏸ Tes amours. ⏸ Tes idées. ⏸ Tes opinions. ⏸ Tes valeurs. ⏸ Même si tu es seul(e) face à un groupe.

⏸

Te respecter, c'est aussi faire ce que tu dis. ⏸ Concrétiser tes rêves. ⏸ Aller au bout de tes envies. ⏸ Entendre tes besoins.

⏸

Que vas-tu changer, ⏸ ou mettre en place, ⏸ pour mieux te respecter ? ⏸ Ou que les autres te respectent ? ⏸ Sens ta nouvelle position interne. ⏸ Ton nouveau positionnement. ⏸ Amplifie-les avec ta respiration.

⏸

Et quand c'est juste pour toi, tu ouvres les yeux. ⏸

LA VIOLENCE

Chapitre 30 | Enfant | Ado

Comment apprendre à un enfant ou un adolescent à gérer sa violence, quand tous les soirs aux informations il y a des actes de violence incompréhensibles de par le monde...

Je me suis aperçue que souvent l'enfant ou l'adolescent, n'est pas très fier de ses accès de violence. Son souhait est d'apprendre à les gérer et à ne plus les laisser déborder.

Il est important de dissocier l'action de la personne : « Tu n'es pas que ça. Mais la colère parfois prend toute la place. Et c'est là que tu dois mettre ton attention, comment ne pas lui laisser prendre toute la place. »

La séance démarre debout, la mise en détente se fera après la libération de la colère.

Demandez à l'enfant ou l'adolescent d'écrire tout ce qui le met en colère, sur plusieurs papiers. D'écrire en conscience ce qui vraiment le met en rage, et lui donne envie de frapper, de casser, de détruire ou quand il a besoin de se venger en faisant mal.

Une fois qu'il a tout écrit, lui demander de fermer les yeux et de revoir tout ce qu'il a inscrit sur les papiers...

D'ouvrir les yeux, de prendre le premier papier, le lire à haute voix. Le froisser, et le jeter dans la corbeille à papier, comme dans un panier de basket, en disant à haute voix : je me libère de...

Et il le lance de toute sa force, en visant la corbeille, sa respiration est bien posée dans son bassin, ce qui lui donne un geste précis… Ce qui permet à la boulette de papier d'atteindre la corbeille en un seul geste…

À la fin de toutes les boulettes de papier, demandez à l'enfant ou à l'adolescent de prendre une posture assise ou debout. Enchaînez avec la détente du corps (voir en page 13).

La séance commence

Tu restes concentré(e) sur ta respiration. ⏸ Chacune de tes respirations permet à ton corps de se détendre de plus en plus profondément. ⏸ Complètement. ⏸

Tu vas t'accompagner dans cette détente, en disant à l'intérieur de toi. ⏸ Sur chacune de tes expirations :

« Je me détends. ⏸

De plus en plus profondément. ⏸

De plus en plus complètement. ⏸ »

Laissez un grand temps de silence pour que l'enfant ou l'adolescent puisse dire, mentalement sur plusieurs expirations, ces phrases de détente.

⏸

Puis, tu vas refaire mentalement ce que tu viens de faire concrètement avec les boulettes de papier.

⏸

Tu vas mentalement écrire sur un papier une colère. ⏸ Dire dans ta tête ce que tu as écrit. ⏸ Tu le froisses, et tu le jettes dans une corbeille à papier, comme dans un panier de basket, en disant toujours dans ta tête : « je me libère de… »

Et tu le lances de toute ta force, en visant la corbeille, ta respiration est bien posée dans ton bassin, ce qui te donne un geste précis. ⏸ Ce qui permet à la boulette de papier d'atteindre la corbeille en un seul geste.

⏸

Voilà tu t'es libéré(e) de cette colère. ⏸ Tu vas le faire plusieurs fois. ⏸ Et quand tu auras mentalement jeté toutes tes colères, tu me feras un petit signe. ⏸ *[Attendre le signe : petit mouvement de la tête, un doigt qui se lève…]*

⏸

Bien. ⏸ Tu as appris à te libérer mentalement d'une ou plusieurs colères. ⏸ Maintenant, tu sais que tu n'es pas obligé(e) de crier, casser ou te venger.

⏸

Parfois, il est bon d'aller au bout de la colère. ⏸ Car cela te permet de passer à l'action. ⏸ De prendre une décision juste pour toi. ⏸ Mais parfois cela n'est pas utile pour toi de laisser la colère prendre toute la place. ⏸

Je sais que tu sais faire la différence.

⏸

Et quand cela ne sera pas utile pour toi de laisser la colère prendre toute la place. ⏸ Il te suffira de fermer les yeux. ⏸ D'écrire mentalement ta colère, de la dire dans ta tête, de jeter ton papier, en disant toujours dans ta tête : « je me libère de... » tu nommeras ce que tu as écrit. ⏸

Voilà, maintenant, tu sais comment gérer tes colères. ⏸

Et c'est avec ce nouveau savoir que tu remobilises ton corps. ⏸ Et quand c'est bon pour toi, tu ouvres les yeux. ⏸

LES LIMITES

Chapitre 31 | Enfant | Ado

Cette séance va permettre à l'enfant ou à l'adolescent de mieux accepter et intégrer les limites.

Les jeunes n'ont pas conscience de ce que les limites les protègent. Pour eux, c'est une atteinte à leur liberté.

Demandez à l'enfant ou à l'adolescent de prendre une position confortable pour lui, assis ou allongé au sol.

Enchaînez avec la détente du corps (voir en page 13).

La séance commence

Tu allumes ta télé intérieure, ton écran mental, et tu vas te voir sur une plage. (II)

Une longue plage de sable doux. (II) Tu sens le contact du sable sous tes pieds. (II) Tu peux t'amuser à laisser tes empreintes.

(II)

Tu tiens dans ta main un cerf-volant. (II) Tu prends le temps de lui donner la forme que tu veux. (II) Les couleurs que tu souhaites. (II) Et lorsque tu as le cerf-volant idéal pour toi, (II) tu le laisses s'envoler. (II)

Dans une main, tu tiens fermement la ficelle. (II) Et c'est parce que tu le tiens en sécurité (II) que ton cerf-volant peut aller très haut dans le ciel.

(II)

S'il n'est pas maintenu avec sûreté, ⏸ il peut disparaître dans le ciel et atterrir à des kilomètres de toi. ⏸ Et tu ne le retrouveras plus. ⏸

Ou alors, si la ficelle n'est pas bien maintenue avec force et souplesse, le cerf-volant ne décollera pas. ⏸

C'est parce qu'il est assuré dans ta main, que ton cerf-volant peut aller encore plus haut dans le ciel. ⏸ Chatouiller les nuages. ⏸ Voler avec les oiseaux.

⏸

Puis tu le ramènes à toi. ⏸ Pour ensuite le laisser aller encore plus loin, en le tenant solidement.

⏸

Tu vois c'est comme pour toi et les limites. ⏸ Les limites servent à te protéger. ⏸ Et quand tu te sens protégé(e), tu peux faire des expérimentations. ⏸ En sachant ce que tu ne dois pas dépasser. ⏸

Parfois en les dépassant, mais toujours en sachant revenir à ta sécurité, comme la ficelle du cerf-volant dans ta main.

⏸

Tout doucement, tu remobilises ton corps, en bougeant ta tête. ⏸ Tes mains. ⏸ Tes pieds. ⏸ Et quand c'est bon pour toi, tu ouvres les yeux.

LA LETTRE POUR LE FUTUR

Chapitre 32 | Ado

Cette séance est commune à plusieurs techniques et s'adresse aux adolescents qui ont souvent du mal à se projeter dans le futur.

Les études, les relations, un travail... Tout cela est confus dans leur tête. Le but de la lettre du futur est de leur permettre de clarifier cela et d'atteindre leur objectif.

Avant l'écriture de la lettre, leur donner un petit questionnaire pour les aider. Voici quelques idées de questions :

- *quel est mon objectif ?*
- *qu'est-ce que je veux vraiment ?*
- *j'ai réussi mon objectif : qu'est-ce que je vois ?... j'entends ?... je ressens ?...*
- *est-ce que mon objectif ne dépend que de moi ?*
- *y a-t-il une partie de moi qui ne serait pas d'accord pour que j'atteigne cet objectif ?*
- *quelle est la première petite chose que je peux faire pour me mettre en route vers mon objectif ?*
- *quand vais-je pouvoir faire* cette première petite chose ?

Demandez à l'adolescent de prendre une position confortable pour lui, assis ou allongé au sol.

Enchaînez avec la détente du corps (voir en page 13).

La séance commence

Maintenant, tu vas prendre le bloc et le stylo qui sont sur tes genoux et tu vas écrire ta lettre du futur.

Tu laisses ton inconscient choisir à qui tu vas l'adresser, ainsi que la date de la réalisation de ce que tu vas noter. ⏸

Maintenant que tu as le destinataire et la date de l'envoi. ⏸ Tu écris ta lettre du futur. ⏸

Tu l'écris en ayant réussi ton objectif, le plus détaillé possible : comment tu t'y es pris ? As-tu reçu de l'aide ? Ce que cela t'a procuré ? Comment tu te sens ? Ce que cela a changé dans ta vie ? ⏸

Ne plus parler tant que l'adolescent n'a pas fini sa lettre. Une fois qu'elle est finie, lui demander de faire un mandala, cela va être son mandala de force. Lui donner un cercle vide, ou qu'il dessine lui-même, qu'il va remplir avec des mots, des phrases, des images découpées dans des magazines pour illustrer sa lettre. Il va garder ce mandala de force, qui lui permettra de repenser à sa lettre et son inconscient y travaillera à son rythme.

La lettre, elle, sera mise sous enveloppe et il pourra l'ouvrir à la date indiquée dessus.

VOYAGE EN TERRE iNCONNUE

Chapitre 33 | Ado

Cette séance s'adresse aux adolescents, pour leur permettre d'intégrer tous les changements liés à l'adolescence.

Demandez à l'adolescent de prendre une position confortable pour lui, assis ou allongé au sol.

Enchaînez avec la détente du corps (voir en page 13).

La séance commence

Pendant que ton corps continue à se reposer en toute sécurité. ⓘⓘ Confortablement installé(e), chacune de tes respirations permet à ton corps de se détendre de plus en plus profondément. ⓘⓘ Complètement. ⓘⓘ

Tu peux d'ailleurs t'accompagner dans cette détente, en disant à l'intérieur de toi. ⓘⓘ Sur chacune de tes expirations :

« Je me détends. ⓘⓘ

De plus en plus profondément. ⓘⓘ

De plus en plus complètement. ⓘⓘ »

[Laissez un grand temps de silence pour que l'adolescent puisse dire, mentalement sur plusieurs expirations, ces phrases de détente.]

Et maintenant tu es prêt(e) à faire un voyage. ⓘⓘ Un voyage en terre inconnue. ⓘⓘ

Je te propose de découvrir cette nouvelle terre. ⏸ Ce nouveau pays. ⏸ Un pays fait de plein de premières fois.

⏸

Tu vas d'abord aller dans la ville « Rencontres . ⏸ Et là, ⏸ tu expérimentes de nouvelles rencontres. ⏸ De nouvelles connaissances. ⏸

Tu prends conscience des rencontres qui sont bonnes pour toi et que tu souhaites conserver. ⏸

Conscience des rencontres qui sont neutres pour toi et tu es libre de les garder ou pas. ⏸

Conscience des rencontres qui ne sont pas bonnes pour toi et que tu peux laisser dans cette ville.

⏸

En sortant de la ville « Rencontres », tu sais reconnaître les relations qui sont bonnes pour toi. ⏸ Tu sais reconnaître qui peuvent être tes amis. ⏸

⏸

Maintenant, tu arrives dans la ville « Miroirs ». ⏸ Et là. ⏸ Les façades des maisons sont faites de miroirs. ⏸

De miroirs grossissants. ⏸ De miroirs amaigrissants. ⏸ De miroirs déformants. ⏸

Mais tu as confiance en toi, et tu sais trouver le miroir qui te renvoie ta vraie image. ⏸ Oui. ⏸ Regarde-toi, c'est toi. ⏸

Et tu as de quoi être fier(ère) de ce que tu vois.

⏸

En sortant de la ville « Miroirs », tu sais que ton corps peut être différent selon quel miroir renvoie ton image. ⏸ Mais ton corps, lui, ne change pas aussi vite que le passage devant un miroir. ⏸ Dans cette ville, tu as appris que ton regard peut être faussé par un miroir. ⏸

⏸

Maintenant, tu arrives dans la ville « Études ». ⏸ Et là. ⏸ Tu vois des tas d'écoles. ⏸ Toutes plus belles les unes que les autres. ⏸

Oui, mais vers laquelle te diriger ? ⏸ Celle qui a une enseigne la plus lumineuse ? ⏸ La plus colorée ? ⏸ La plus grosse ? ⏸ Celle que tes parents veulent te voir intégrer ? ⏸

Tu restes au milieu de la route. ⏸ Tu les regardes toutes. ⏸

Et là, la partie qui sait tout en toi t'en montre une.

⏸

Tu gardes son nom à l'intérieur de toi pour pouvoir te renseigner sur son enseignement quand tu rentreras de ce voyage en terre inconnue.

⏸

En sortant de la ville « Études », tu as quelques petites idées sur ce que tu as envie de faire plus tard. ⏸

⏸

Maintenant, tu arrives dans la ville « Famille ». ⏸ Et là. ⏸ Tu vois toutes ces personnes qui constituent ta famille. ⏸

Les gens que tu aimes bien. ⏸ Ceux que tu aimes moins. ⏸ Ceux à qui tu peux te confier. ⏸ Ceux à qui il ne faut rien dire. ⏸

Tu fais partie d'eux. ⏸ Mais eux, c'est eux, et toi, c'est toi. ⏸ Tu fais partie à la fois d'eux, mais tu es aussi très différent(e) d'eux. ⏸

C'est ce qui fait que tu es toi. ⏸ Unique. ⏸

⏸

En sortant de la ville « Famille ». ⏸ Tu sais que tu es unique. ⏸ Tout en faisant partie d'une famille. ⏸

⏸ ⏸

Maintenant, tu arrives dans la ville « Amours ». ⏸ Et là, ⏸ tu vis tes premiers baisers. ⏸ Tes premières amours. ⏸

Et comme tu as appris dans la ville « Rencontres », ⏸ tu sais reconnaître les amours qui sont bonnes pour toi. ⏸

Ce que tu es prêt(e) à accepter. ⏸ Et surtout ce que tu ne veux pas accepter, ⏸ même par amour. ⏸

En sortant de la ville « Amours », tu sais ce que tu as envie de vivre en amour. ⏸

⏸

Maintenant, tu arrives dans la ville « Futur ». ⏸ Là, ⏸ je te laisse découvrir tout ce qui est important pour toi. ⏸

Pour que tu puisses découvrir cette nouvelle ville à ton rythme, ⏸ je vais rester dans le silence pendant 6 minutes de temps de montre. ⏸

Restez dans le silence vraiment 6 minutes pour que l'adolescent puisse imaginer son avenir.

En sortant de la ville « Futur », tu sens une nouvelle force en toi. ⏸

⏸

Voilà, maintenant tu sais, ce qu'est la terre inconnue. ⏸ Cette terre inconnue est devenue une terre connue. ⏸ Une terre connue avec encore plein d'apprentissages à faire. ⏸ Plein de découvertes. ⏸

Et tu attends ces découvertes avec curiosité. ⏸ Avec envie. ⏸ Avec confiance. ⏸

Puis de nouveau, tu prends conscience de ta respiration. ⏸ Respiration qui devient plus tonique, plus dynamique. Et quand tu te sens prêt(e), tu ouvres les yeux en étant curieux(se) de toutes ces découvertes à venir. ⏸

LE RÊVE ÉVEiLLÉ OU MON COiN DE PARADiS

Chapitre 34 | Ado

Cette séance est un rêve éveillé pour les adolescents. Le but est que le jeune patient vous explique son coin de paradis ou l'activité qui lui apporte le plus de bien-être. Vous devez vous projeter avec vos cinq sens, pour lui permettre de revivre cette expérience comme s'il y était de nouveau.

Il faut que vous ayez une image bien nette de ce lieu ou de cette activité pour pouvoir le guider, et qu'ensuite il puisse de nouveau vivre son rêve éveillé seul quand il aura besoin de retrouver de l'énergie, du calme, du bien-être...

Je guide cette séance en employant le « Je », pour que l'adolescent puisse vraiment s'associer aux mots et les reprendre et s'autoguider plus facilement.

Je vais vous donner comme exemple mon propre coin de paradis, qui se trouve au sud d'Ajaccio et où nombre de ces pages ont été écrites (et j'en profite pour embrasser Paulette, Catherine et Napo qui nous sourit de là-haut). Je fais souvent ce rêve éveillé quand je sature de mon quotidien et que le besoin de vacances se fait ressentir. Ou sur le fauteuil du dentiste...

Demandez à l'adolescent de prendre une position confortable pour lui, assis ou allongé au sol.

Enchaînez avec la détente du corps (voir en page 13).

La séance commence

Je suis sur la plage. ⏸ Cette plage que j'aime tant. ⏸ J'entends le bruit de l'eau. ⏸ Je sens l'air iodé. ⏸ Le soleil sur ma peau. ⏸

Je regarde ces rochers si particuliers que je ne vois qu'en Corse. ⏸ Le cap qui se trouve en face avec sa forme si particulière de sanglier couché. ⏸ Sa tour génoise. ⏸

Doucement, j'entre dans l'eau. ⏸ Je sens sa fraîcheur agréable sur mes jambes ⏸ et progressivement sur tout mon corps. ⏸

Je mets mes palmes, ⏸ mon masque ⏸ et mon tuba. ⏸

Je respire calmement dans mon tuba. ⏸

Je plonge dans cette eau agréable et revigorante. ⏸

J'entends le bruit feutré que font mes palmes. ⏸

Le bruit de ma respiration dans le tuba. ⏸ Respiration calme. ⏸ Profonde. ⏸ Agréable. ⏸

Je sens l'eau qui glisse le long de mon corps ⏸ et m'apporte un bien-être. ⏸

J'entends le clapotis de l'eau à chaque brasse. ⏸

Je vois les rayons de soleil qui traversent l'eau et viennent éclairer les rochers. ⏸

Le scintillement du soleil sur les écailles des poissons. ⏸ Leurs couleurs lumineuses. ⏸

Je m'amuse à faire la course avec certains. ⏸ Et m'approche très près d'un plus téméraire que les autres. ⏸

Je sens le soleil sur mon dos. ⏸ Et ma respiration dans mon tuba est profonde. ⏸ Calme. ⏸ Apaisante. ⏸

Mon mental est aussi calme que l'eau qui me porte. ⏸

De temps en temps, je fais la planche pour laisser mon corps se reposer et flotter agréablement sur l'eau. ⏸ Et je laisse le soleil me réchauffer le visage. ⏸

Puis de nouveau, je me mets sur le ventre. ⏸ Je nage librement dans cette eau transparente. ⏸ Revigorante et apaisante en même temps. ⏸

Ma respiration dans mon tuba est toujours profonde. ⏸ Calme. ⏸ Apaisante. ⏸

Je ne fais qu'une avec la mer. ⏸ En toute sécurité. ⏸ Avec les poissons. ⏸

Je suis présente à mes sensations. ⏸ Je suis dans l'eau. ⏸ J'entends le bruit de mes palmes. ⏸ Je sens la pression de mon masque sur mon visage. ⏸ Le bruit de ma respiration amplifiée par le tuba. ⏸ Je sens l'eau qui glisse sur mon corps. ⏸ Je sens le soleil sur mon dos. ⏸ Je vois les poissons. ⏸ Le scintillement sur leurs écailles. ⏸ Les rayons du soleil qui traversent l'eau. ⏸ Mon mental est calme ⏸ et j'amplifie toutes mes sensations avec ma respiration. ⏸

Je vois. ⏸ J'entends. ⏸ Je sens. ⏸ Je ressens ⏸ comme si j'y étais. ⏸ J'y suis. ⏸

Je ramène toutes ces sensations agréables avec moi. ⏸ Elles sont en moi. ⏸

Quand j'en ressentirais le besoin, il me suffira de revoir mon coin de paradis mentalement, pour retrouver toutes ces sensations agréables. ⏸ De retrouver de l'énergie. ⏸ Ou du calme. ⏸ Ou du bien-être. ⏸ À tout moment.

Mon paradis est à l'intérieur de moi. ⏸ Avec tout ce qu'il m'apporte d'agréable. ⏸ De positif. ⏸

CONCLUSION

Tout au long de ces séances, j'espère vous avoir donné l'envie de les faire vivre. Mais pas de les proposer telles que vous les avez lues : de les enrichir de votre créativité, de votre sensibilité, de vos mots. Avec votre curiosité dans la rencontre avec l'enfant et l'adolescent.

Dans cet échange unique entre vous et lui, dans cette communication d'inconscient à inconscient qui va être source d'inspiration pour vous, pour lui. Et comme je l'ai déjà écrit, j'ai eu le plaisir d'avoir partagé ce moment avec vous.

Maintenant, je vous encourage à ne pas me croire, mais à le faire. Belles séances !

Et faites confiance en la partie qui sait tout en vous.

BIBLIOGRAPHIE

Livres

- Lise Bartoli, *L'art d'apaiser son enfant*
  Éditions Payot
- Christian Flèche, *Moi malade, mais pourquoi ?*
  Éditions Le Souffle d'Or
- Solange Le Chevalier, *L'enfant et la concentration*
  Éditions Le Courrier du Livre
- Geneviève Manent, *L'enfant et la relaxation*
  Éditions Le Souffle d'Or
- Janine Mortier, *Vittoz pour les enfants*
  Éditions Téqui

Jeu de cartes

- Carson David, *Les Cartes Médecine : découvrir son animal totem*
  Éditions du Roseau, diffusé sur le site internet des éditions Le Souffle d'Or, www.souffledor.fr

EDITIONS
LE SOUFFLE D'OR

Venez découvrir l'univers que nous avons créé pour vous :

- Livres, jeux, coffrets, musique... Tout pour votre épanouissement et votre bien-être
- Un blog avec des articles rédigés par nos autrices et auteurs
- La présentation de l'équipe de la maison d'édition
- Les commandes en ligne sont traitées dans les 24 heures, les fichiers numériques (EPUB, PDF, MP3) sont envoyés sitôt la commande faite
- Laissez un commentaire après votre lecture
- Écoutez en ligne des extraits de nos CD et MP3, découvrez nos auteurs et autrices en vidéo
- Faites plaisir autour de vous en offrant des chèques cadeaux
- Des tirages de cartes en ligne pour découvrir nos coffrets-jeux

Abonnez-vous à notre newsletter !

www.souffledor.fr

Dans la même collection

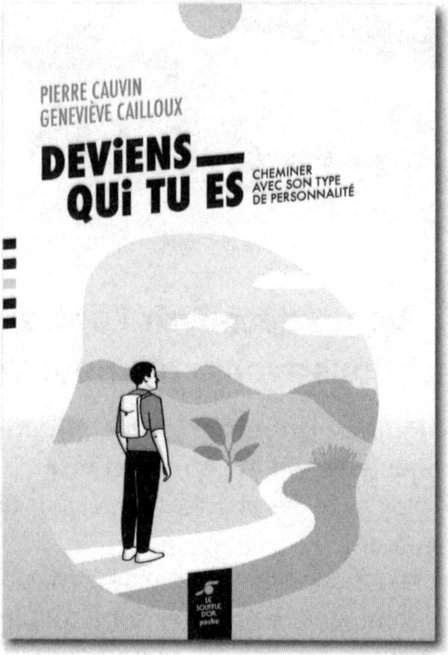

100 questions et exercices pour découvrir votre type de personnalité et apprendre à cheminer avec !

Comment vous percevez-vous ? Êtes-vous plutôt extraverti ou introverti ? Pragmatique ou intuitif ? Proactif ou réactif ? Faîtes-vous davantage confiance à votre raison ou à votre cœur ?

Savoir comment on fonctionne et reconnaître ses manières de faire spontanées, sans se mentir, sont les bases du développement personnel et de la qualité de la relation à soi et aux autres. Grâce à la méthode développée par les auteurs, basée sur les types psychologiques de Carl Gustav Jung, vous affinerez votre perception de vous-même et apprendrez à mieux comprendre votre entourage, que ce soit dans le cadre familial, amical ou professionnel.

Vous saurez vite utiliser cette démarche pour découvrir votre type de personnalité et développer tout votre potentiel !

ISBN : 978-2-84058-883-2 • 9,90 € • 176 pages

Sur la même thématique

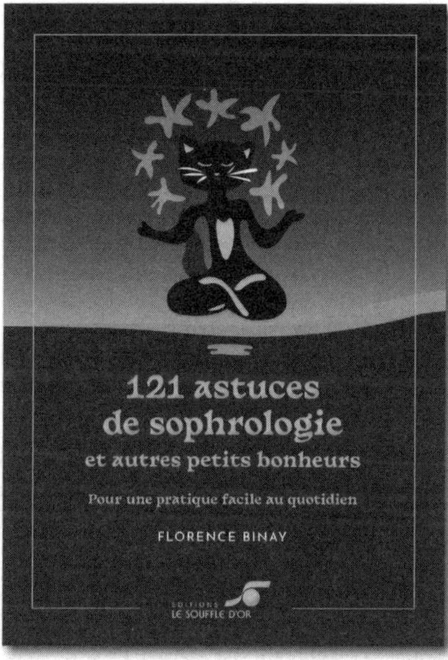

Métamorphosez votre quotidien avec des exercices de sophrologie et autres petits bonheurs pour retrouver vitalité et sérénité !

S'aligner, déstresser, mieux respirer ou aimer son corps... En 3, 5 ou 10 minutes, ces techniques activent notre capacité à vivre mieux et heureux ! Quel que soit le temps dont vous disposiez ou le moment de la journée, elles sont faisables partout : dans les transports, au travail, dans la rue, à la maison...

Découvrez les astuces simples et ludiques de Florence Binay, sophrologue et spécialiste de la qualité de la relation à soi. Adoptez de nouvelles habitudes vers plus de tranquillité et d'équilibre dans vos pensées, votre corps, vos émotions et vos actions. Eh oui ! Il n'est pas nécessaire d'avoir des décennies de pratique pour être zen : vous pouvez y arriver dès maintenant, vous avez les ressources en vous !

ISBN : 978-2-84058-874-0 • 15,90 € • 156 pages

LES COULiSSES

Ce livre a été publié en toute sérénité par Le Souffle d'Or, maison d'édition indépendante depuis 40 ans, basée à Gap dans les montagnes alpines. Six salarié·es cocréent joyeusement l'ensemble de ses livres à votre attention.

Nous avons conçu cette réédition en étroite collaboration avec son autrice, Nathalie Peretti, que nous remercions chaleureusement pour son enthousiasme naturel.

Toute la charte graphique de cette collection poche a été élaborée avec talent, précision et patience par La Louve des bois, graphiste passionnée et passionnante ! Nous avons réutilisé l'illustration de couverture de la première édition, grâce à l'indémodable patte de Valérie Leblanc.

Typographies
PT Serif pour le texte
Futura Condensed et Barlow pour les titres

Le Souffle d'Or valorise le savoir-faire et la relocalisation des emplois en imprimant ses livres à moins de 800 kilomètres du lieu de stockage. Cet ouvrage a donc été imprimé à Clamecy (Bourgogne-Franche-Comté) par la Nouvelle Imprimerie Laballery, constituée en SCOP (l'entreprise appartient à ses employé·es).

Papiers
Carte Prime 210 g/m² certifié FSC pour la couverture
Munken print bouffant 70 g/m² certifié FSC pour le papier intérieur

Nos ouvrages sont diffusés et distribués dans les librairies et autres boutiques par les équipes de Dilisco en France, de Nord-Sud en Belgique et de Prologue au Canada. Nous vous remercions de prendre soin de nos livres avec autant d'attention, partout où que vous soyez !

Enfin, merci à vous, lectrices et lecteurs, pour votre intérêt et votre lecture !